疲れと痛み
に効く!

ねこ背がラクラク治る本

岡田鍼灸整骨院
グループ総院長
岡田和人

すばる舎

はじめに

『上を向いて歩こう』という歌がありますね。もともとは坂本九さんが歌い、その後、多数のアーティストがカバーしています。

２０１６（平成28）年に亡くなられた永六輔さん作詞のあの歌は、まさしくねこ背を治そうよ！　と呼びかけているように、わたしには思えるのです。

「うつむいていたら、幸せになれないよ」と。

それを誰もが心のどこかで実感しているからこそ、ヒットし、いまなお歌い継がれているのではないでしょうか。

わたしは柔道整復師として、およそ30年にわたり数多くの方々の治療をしてきました。

患者さんたちは、じつにさまざまな悩みをかかえておられます。

「肩こり」「腰痛」「股関節痛」「ひざ痛」などのつらい痛みを訴えて来院される方――それもすこし動かすと激痛が走るような深刻な状態の方もすくなくありません。

「体が疲れやすい」「頭痛がする」「便秘」といった不調を訴える方もおられます。

こういった方々は、ほぼ例外なく姿勢に問題があります。「ねこ背」なのです。

「ねこ背」であるために、肩や腰やひざなどに過度の負担がかかり痛みが起こる、あるいは血管や神経が圧迫されて、代謝が悪くなったり、ホルモンや自律神経に乱れが生じたりして、不調につながっていることが多いのです。

息切れがする、イライラしがち、明るく前向きな気持ちになれない、朝起きられない、集中力に欠ける、冷え性、高血圧や低血圧、肌が荒れる……。

こういったことも、原因をさぐっていくと「ねこ背」に行きつくことがすくなくありません。

わたしは、患者さんたちの悩みにもっと幅広く対応したいと、美容やダイエット、介護予防など、手がける領域を広げてきましたが、これらの領域でも「ねこ背」は多くの悩みの原因になっています。

治療にあたった方々の症状を聞けば聞くほど、「ねこ背は、なんと人びとに悪影響を及ぼすものか！」という実感を強くしてきました。

人は知らず知らずのうちに〝体のクセ〟をつけています。

けれどそれに気づいている人はほとんどいません。

本書では、普段何気なくしてしまうクセが「ねこ背」につながり、さらにはさまざまな痛みや不調につながる仕組みをわかりやすく解説しています。それとともに、「ねこ背」を改善する簡単かつ効果的な方法もご紹介しています。

ねこ背とはどういう状態なのか、ねこ背によって生じるさまざまな症状を説明したうえで、ねこ背を治すための体操や、身につけていただきたい生活習慣……などなどです。

心身の不調が気になる方は、あてはまる症状のページを読んでいただければ、そこに必要なストレッチや生活指導が詳しく説明されていますので、ぜひ実践していただきたいと思います。

わたしたち人間の「幸せ」は、体と精神の両面からもたらされます。体が健康でなければ、幸せ度は充足されにくいでしょう。

けれど健康は、あって当たり前のものではありません。

みなさまが、「ねこ背」によって生じる心身の不調から解放され、いきいきと輝く毎日を送っていただけるようになれば、というのが著者としてのいちばんの望みです。

最後に、最も簡単なねこ背習慣の治し方をご紹介しておきましょう。

毎日、朝起きたら鏡の前で「背筋を伸ばす！　背筋を伸ばす！　背筋を伸ばす！」と3回、声に出して宣言するのです。

たったこれだけです。願望を声に出すと潜在意識にインプットされ、無意識のうちにねこ背にならない行動をするようになります。

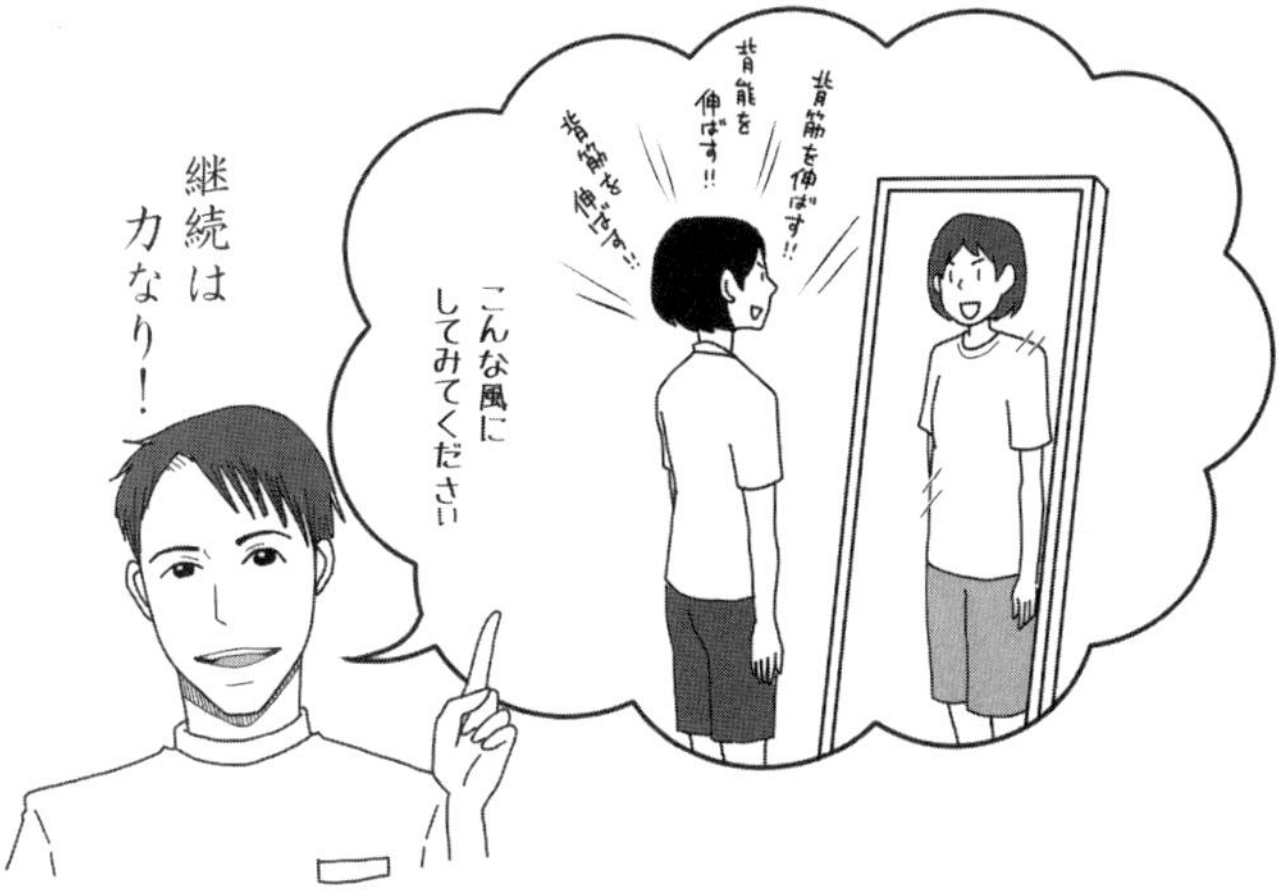

継続は力なり。日々「背筋を伸ばす！」と自らにいい聞かせ、上を向いて歩いてください。幸せを引き寄せることができるでしょう。

2017（平成29）年3月吉日

岡田和人

目次

第2章

これでラクラクねこ背が治る

体に軸をつくろう

ねこ背を治す、基本体操

ねこ背を治す、タイプ別体操

第3章

「こり」と「痛み」が出たときの対処法

股関節の痛みを改善しよう

ひざの痛みを改善しよう

第4章

心身のつらさを減らす、ムダ老けを防ぐ

第5章

もう疲れない「歩き方」「座り方」「眠り方」など

ブックデザイン●吉村朋子
イラスト●下田麻美
編集協力●松本正行
編集協力●中山秀樹（株式会社HRS総合研究所）

第1章

まずは診断！
ねこ背について知っておこう

ねこ背とはどういう状態？

あやしい人はそこかしこにいる

そもそも「ねこ背」とは、どういう状態をいうのでしょうか。

正確には知らなくても、なんとなく「前かがみで気力に乏しい感じの人が多い気がする」というような印象をお持ちの方が多いのではないでしょうか。

ねこ背とは、ひとことでいえば、「背中が丸くなり、顔が肩よりも前に突き出している状態」です。

医療の世界では、「円背（えんぱい）」あるいは「脊柱後弯症」といいます。

すこしむずかしい言葉ですが、「脊柱（せきちゅう）」は背骨のこと、「後弯（こうわん)」は後ろへの湾曲のことですから、「脊柱後彎」とは、背骨が後ろのほうに強く湾曲し、突き出している状態をあらわすのです。

もう一方の「円背」は円い背中。まさに文字どおりです(ちなみに、背骨の湾曲が極端にすくない人は、平背〈へいはい〉といいます)。

周囲を見回してみてください。

「背中が丸くなり、顔が肩よりも前に突き出している状態」という前提で観察すると、家族、友人、職場の人たちや道行く人……その歩く姿や、パソコンやスマートフォンを使う姿、あるいは電車で座っている姿に、ねこ背では? と思う人がずいぶん多いことに気づくでしょう。

ねこ背だとはいい切れないけれど、ちょっとあやしいかな? という人もかなりいるでしょう。

あなたも、自覚はなくても、周囲の人からねこ背だと見られているかもしれません。

正しい姿勢と比べてみると……

ねこ背かどうかを判断するには、まず標準的な正しい姿勢について知っておくといいでしょう。

じつのところ、正しい姿勢だからといって、背骨は首から腰にかけてまっすぐなわけではありません。

首（頸椎・けいつい）は前に、背中（胸椎・きょうつい）は後ろに、腰（腰椎・ようつい）は前に曲がっています。

ですから、体を横から見るとS字になっています。

上のイラストの左側の人物が、人間の背骨の自然な状態（生理的湾曲）です。

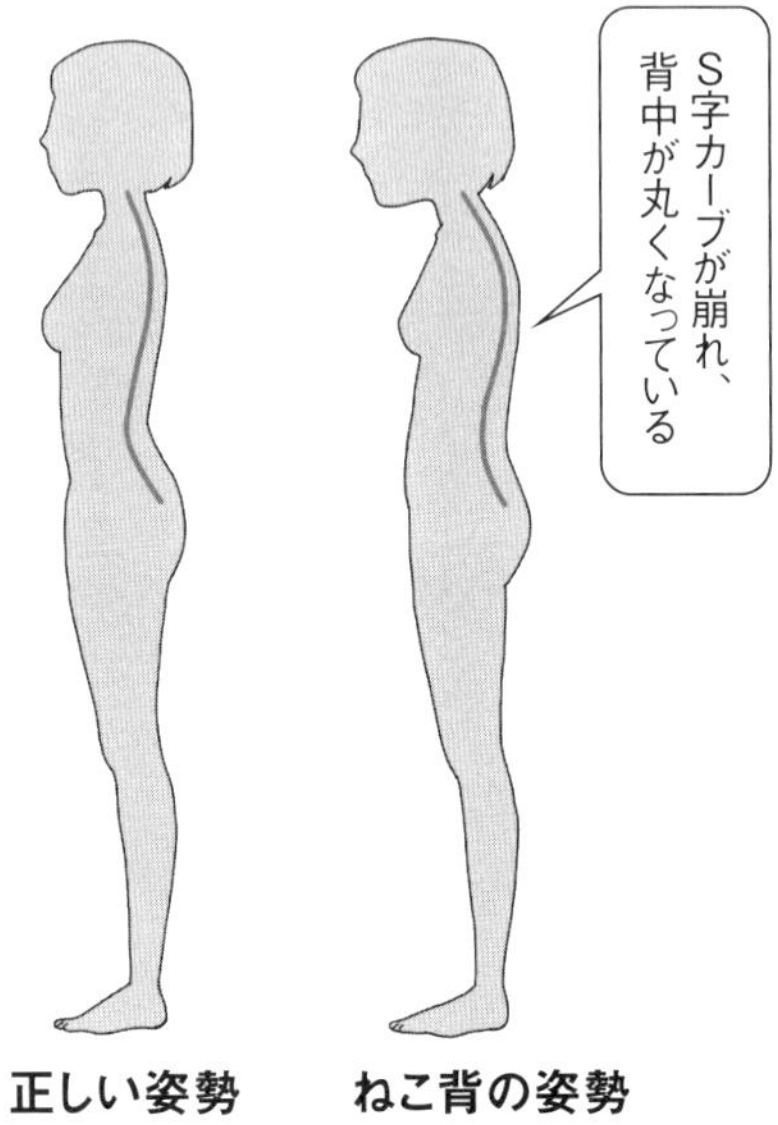

この自然なS字が崩れ、背中が丸くなっているのがねこ背で、イラストの右側の人物になります。背骨が曲がりすぎている状態です。

正しい姿勢で立っている場合、背中が自然なS字カーブを描いていながらも、横から見ると、**「耳」—「肩」—「股関節」—「ひざ」—「くるぶしの前方」**が一直線に並んでいて、肩のうえにきちんと頭が位置しています。

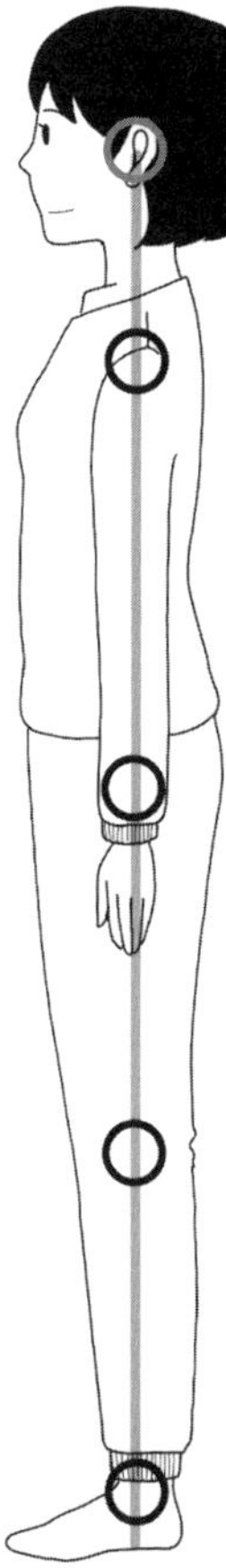

普段から、こういう姿勢をキープできていない人は、ねこ背（あるいはねこ背予備軍）ということになります。

ねこ背は、体のあちこちに影響を与えている

背骨がゆがむと、関節の変形につながる

では、ねこ背だと何が問題なのでしょうか。

すこしくらい見た目の印象が暗くても気にしない、という人もいるかもしれません。なかには、ねこ背歴ウン十年だけど、普通に生活できているという人も多いと思います。でも、そのような方が、本当にウン十年「普通」にすごしてきたかというと、すこし疑問です。

自分が普通だと思っていただけで、体には着実に負担が蓄積しています。かたくなった体や、ちょっとした不調が当たり前になっていたのかもしれません。ねこ背は万病のもとなので、本書を参考にしてねこ背を改善していただければ、いま

以上にいろんな痛みや体調不良を改善できるでしょう。

ねこ背を問題視する理由のひとつは、**背骨のゆがみに直結している**からです。

すると、**筋肉の柔軟性がなくなり、筋力が低下し、骨盤を中心とする全身の関節の変形などにつながります**。

そうした状態が、肩こりや腰痛、頭痛を引き起こしやすくなります。

また、背中には神経が集まっていますから、その神経が背骨のゆがみで圧迫されて、自律神経が乱れる、血液やリンパの流れが悪くなるといったこともあります。

首まわりの自律神経が圧迫されると、偏頭痛、耳鳴り、目のかすみといった症状が出ることもあります。とくに、ねこ背の姿勢で長時間デスクワークをしていると、こういった体の不調が起こりやすくなります。

他には、太りやすくなる人もいます。首まわりや脇の下のリンパの流れが滞るせいで、新陳代謝が悪くなって、老廃物が排出されにくくなるのです。すると、おなかに贅肉がつきやすくなります。

このように、ねこ背でいると、いろいろな形でよくない影響が出やすいのですが、それがどのような症状であらわれるのかは、人それぞれです。

次のようなことも、ねこ背が引き起こしている場合が多々あります。

・呼吸が浅く、苦しくなる
・気が滅入ったり、マイナス思考に陥りやすくなる
・目が疲れやすくなる
・血行が悪くなり疲れやすくなる
・思考力が低下する（脳への血流量の低下による）

どうでしょう。心あたりがあったでしょうか。

くわしくはこれから述べていきますが、体の不調を感じたら、「ねこ背のせいかも？」と考えてみると、案外、根本の原因を見つけることができるかもしれません。

ねこ背になる人、ならない人

背中が丸くなる仕組みとは?

では、どういうことが原因でねこ背になるのでしょうか。

原因を知ることは、治すことにもつながりますから、主な理由をご説明しておきましょう。

①日常生活で無意識に背中が丸くなる

なんといっても、日ごろの姿勢が最も影響します。

スマートフォンやパソコンを使っているとき、あるいは事務作業などで前かがみになっているときの姿勢を思い浮かべてください。背中が丸くなっていませんか。

日常生活において、無意識に背中を丸めているシーンは多いものです。

こうしたゆがんだ姿勢がラクに感じるようになるのは、本格的なねこ背のはじまりです。普段から意識して背中を伸ばすようにしましょう。

②背中を反らす関節の可動域が狭まる

もともと私たちの背中はゆるやかに曲がっていますが、背中を丸めた状態が続くと、おじぎ方向への背中の曲がりが強くなります。そして、逆に背中を伸ばす（反らす）方向に動く関節の、動く範囲（可動域）が狭くなっていきます。

これもねこ背の原因のひとつです。

この状態がひどくなると、正常な姿勢になるよう背中を伸ばすことができなくなるケースもあります。

さらに背中の関節が変形し、背骨が曲がったまま、かたまってしまうことにもなりかねません。この状態にまで進行すると、残念ながら自分自身の力で矯正することはむずかしくなります。

③関節まわりの筋力が低下する

すでに述べたとおり、背中を丸めた姿勢を続けていると、関節の可動域が狭まります。背筋を伸ばすのに必要な筋肉を使わなくなってしまうため、その部分の筋力が低下し、また筋肉自体もこりかたまってしまうからです。

この悪循環に陥ると、ねこ背はどんどんひどくなっていきます。

たとえば腹筋。あなたのおなかは、下腹がボヨンと出ていませんか? ウエストのくびれはありますか? 腹筋が割れるほど鍛えている必要はありませんが、ある程度の筋力がなければ正常な姿勢を保つことはできません。

筋力が改善すれば、自分で意識しなくてもねこ背にならなくなります。

④首から肩、背中、胸の筋肉がかたくなる

背中を丸めた姿勢を続けていると、首から肩、背中、胸の筋肉の柔軟性が低下し、カチカチにかたくなっていきます。この筋肉がかたい状態をそのままにしていると、さらにねこ背はすすんでいきます。

背骨を伸ばそうとしても、かたくなった筋肉によってねこ背の姿勢に戻されてしまう

からです。

⑤骨盤の柔軟性の低下

背中が丸まった姿勢をとり続けると、単にねこ背になるだけではなく、骨盤が前傾、あるいは後傾しやすくなります。

背骨と骨盤はつながっていますから、その状態で筋肉がこりかたまり、骨盤の柔軟性が低下すると、腰のあたりの姿勢もまっすぐではなくなり、前か後ろにゆがんでしまいます。

次ページから説明していきますが、骨盤が前に傾くと「腹ねこ背」となり腹を前に突き出す姿勢に、骨盤が後ろに傾くと「腰ねこ背」となり腰が引けた姿勢になります。

このようにねこ背は、さまざまな原因が重なって起こります。

ねこ背を治すには、第2章で紹介しているねこ背の治し方、そして第5章で紹介している日常の動作で気をつけることや生活で意識すべきことに取り組んでください。

ねこ背には、大きく3つのタイプがある

タイプがわかると効率的に改善できる

ねこ背には、大きく分けて3つのタイプがあります。

ねこ背を治すには、まずは自分がどういうタイプのねこ背なのか知っておくべきです。タイプに見合ったねこ背の治し方を行なうためです。


これまでねこ背を治そうとしたことがあるものの、なかなかその効果がなかった人、効果はあったけれどすぐにもとに戻ってしまったというような人は、自分のねこ背タイプにふさわしい治し方をしていなかったせいかもしれません。

ねこ背の3つのタイプは次のとおりです。

①一般的なねこ背タイプ

②腹ねこ背タイプ（一般的なねこ背に加え、骨盤が前傾したタイプ）

③腰ねこ背タイプ（一般的なねこ背に加え、骨盤が後傾したタイプ）

それぞれ、くわしくご説明しましょう。

ねこ背タイプ①一般的なねこ背

いわゆる「ねこ背」で、最も多い一般的なタイプです。

背中が丸くなり、肩の位置より頭が前に突き出しています。

姿勢を維持するための背中の筋肉が弱いために、背中が丸まっているのです。この姿勢を続けていると、ますます筋力が低下します。

消化器系の神経に負担がかかりますから、胃酸の分泌が阻害され、胸焼け、胃痛といった症状が出やすくなります。胸を張るよう意識することで改善されやすくなります。

一般的なねこ背

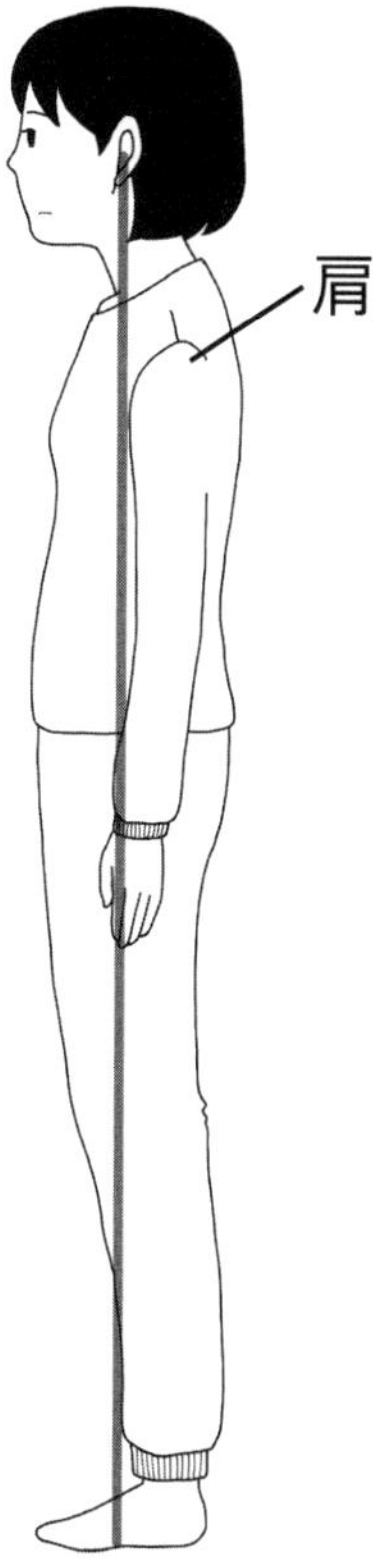
頭が肩より前に出ている
胸焼け、胃痛の症状が出やすい

ねこ背タイプ② 腹ねこ背(一般的なねこ背+骨盤前傾)

一般的なねこ背に加え、「骨盤の前傾」が起こっているタイプです。

「骨盤の前傾」とは、骨盤が正常の水平位よりも前方向に傾いている(回転している)状態のことです。

骨盤の前方が下方向を向き、骨盤の後方が上方向に向かっています。

骨盤が前傾していると、S字の下のカーブがきつくなり、「反り腰」になってしまいます。

背骨のS字カーブが強くなっているのは、腰椎が前に曲がりすぎ、胸椎は後ろに下がり、その状態で重心のバランスをとろうと頸椎も前に出るからです。
おなかがぽっこりしたり、腰が反りすぎているため腰痛にもなりがちです。
お尻を前にぐっと出すようにして歩くことで改善されやすくなります。

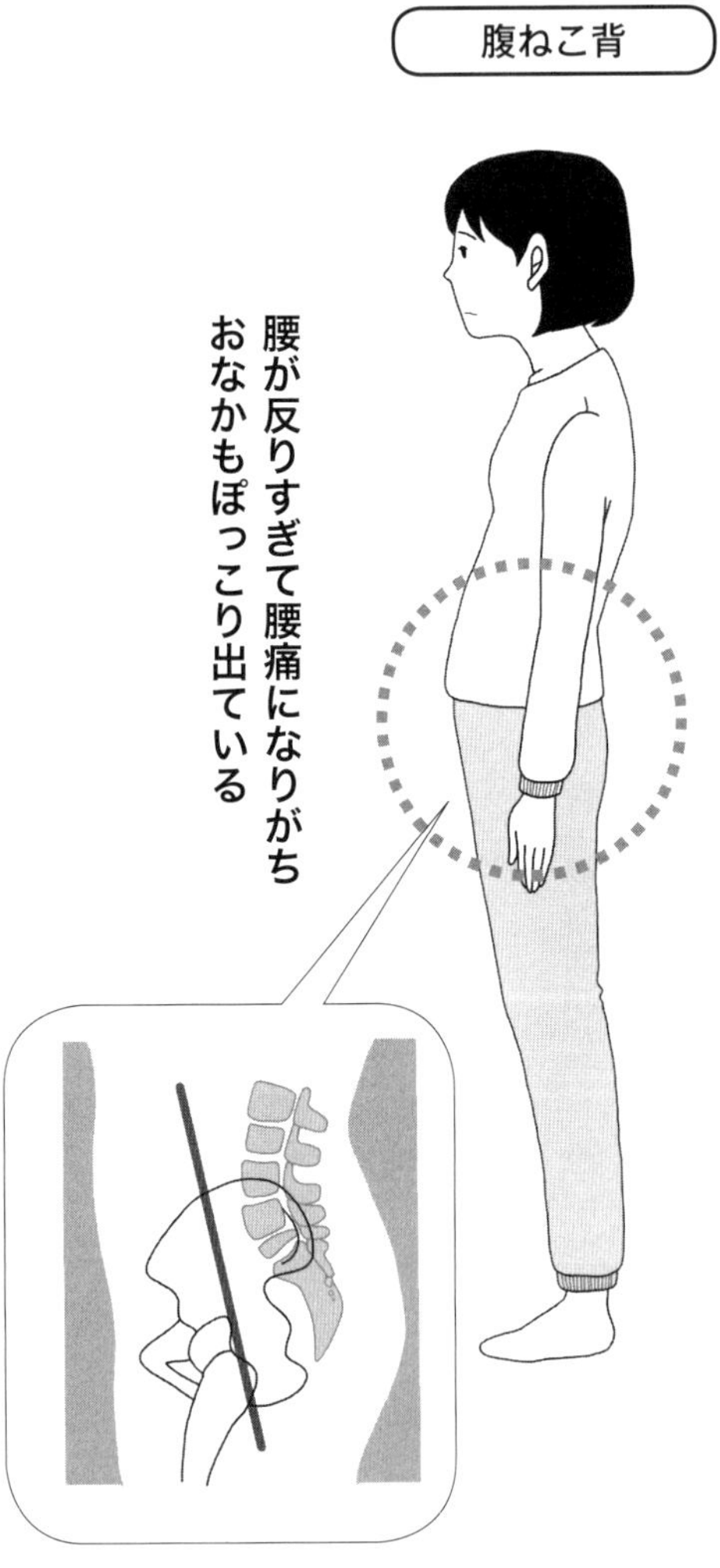
腹ねこ背
腰が反りすぎて腰痛になりがち
おなかもぽっこり出ている

ねこ背タイプ③ 腰ねこ背（一般的なねこ背＋骨盤の後傾）

一般的なねこ背に加え、「骨盤の後傾」が起こっているタイプです。

「骨盤の後傾」とは、骨盤が正常の水平位よりも後ろ方向に傾いている（回転している）状態のことです。

骨盤の前方が上方向を向き、骨盤の後方が下方向に向かっています。

腰椎は本来、すこし前弯しているものです。それが正常な状態です。

しかし、骨盤が後ろに傾いていると、腰椎が後弯方向に変形してしまいます。すると、背中だけでなく、背中から腰までの広い範囲が丸くなってしまいます。

骨盤が後ろに傾き、腰椎がゆがんでいますから、腰痛を起こしがちです。

泌尿器系・生殖器系の臓器に負担がかかり、便秘や下痢、女性だと生理痛がひどくなることがあります。

とくに椅子に座るとき、浅く腰かけて上半身を倒すように座る人は要注意です。

そういう人は、腰を立てて深く座るようにしましょう。

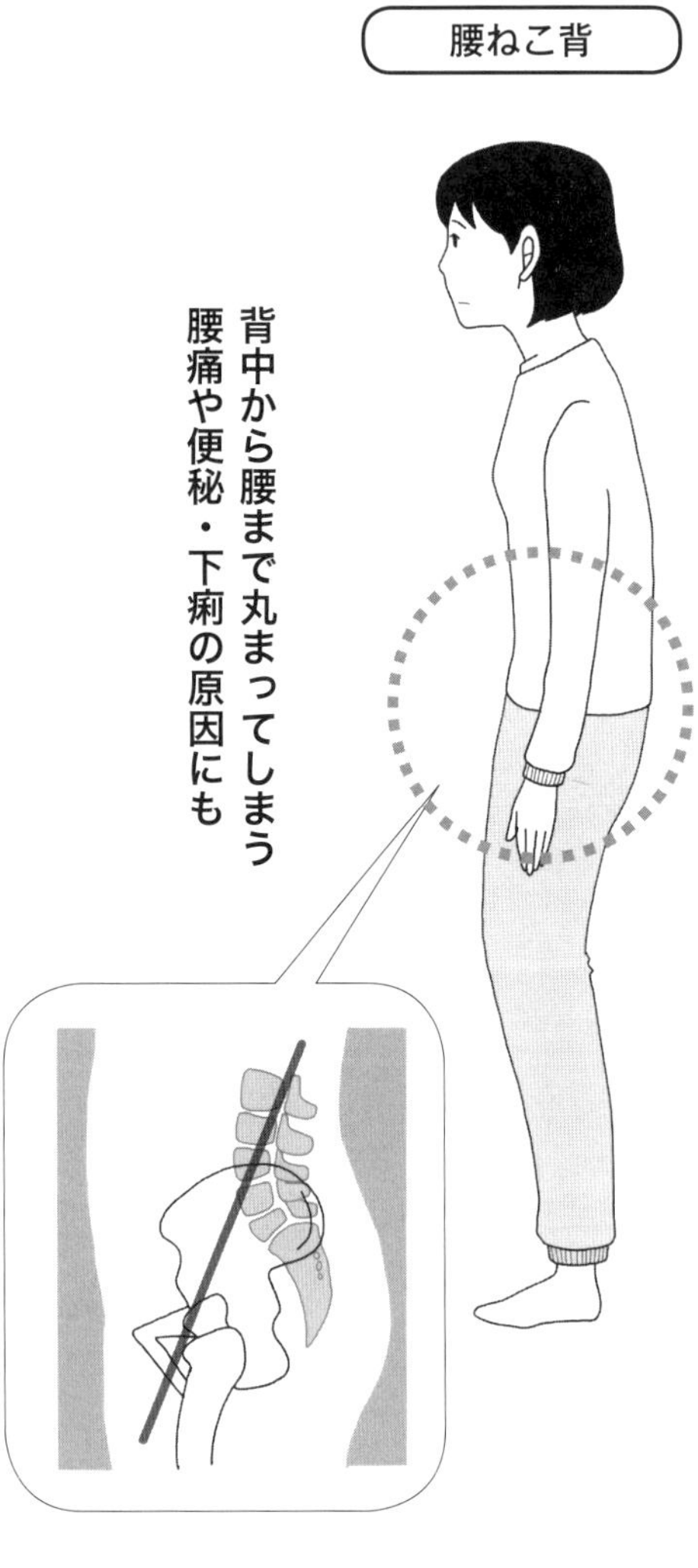
腰ねこ背
背中から腰まで丸まってしまう
腰痛や便秘・下痢の原因にも

頭が前に突き出る「ストレートネック」

ねこ背になると、頭が肩の位置より前に突き出しやすくなります。
このときの首の状態を、「ストレートネック」といいます。
ストレートネックとは、本来自然なカーブを描くべき首の骨が、まっすぐになってし

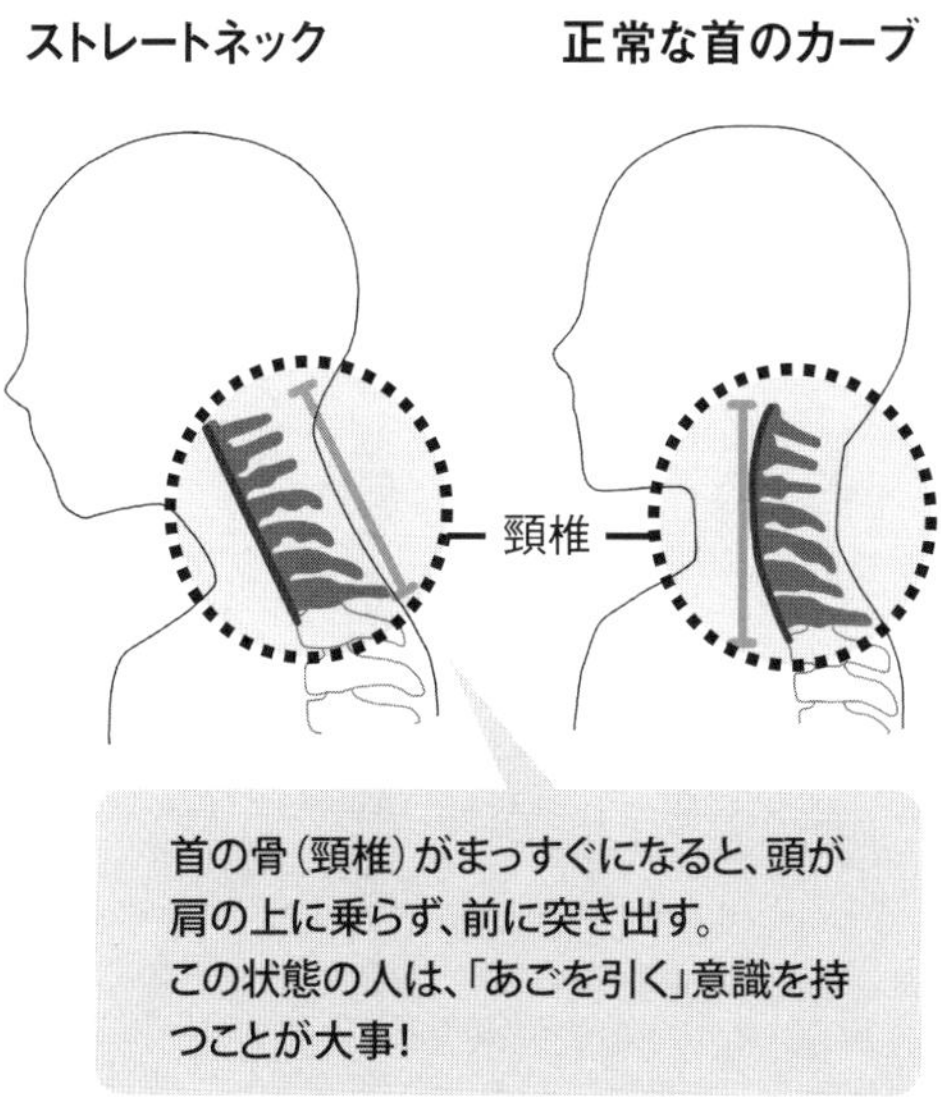
ストレートネック
正常な首のカーブ
頸椎
首の骨（頸椎）がまっすぐになると、頭が肩の上に乗らず、前に突き出す。
この状態の人は、「あごを引く」意識を持つことが大事！

まうことです。

ストレートネックになると、前に倒れ気味な頭の重さを継続的に支える必要があるため、首や肩まわりの筋肉に負担がかかります。

そのため、肩こりや頭痛になりがちです。

呼吸器系の神経にも負担がかかるため、風邪を引きやすくなったり、息苦しさを感じたり、動悸を起こしやすくなったりもします。

通常はねこ背を改善することで、ストレートネックも緩和されていきます。普段は、あごを引くように意識しましょう。

自分のねこ背タイプを診断しよう

ねこ背かどうかを知る自己問診リスト

ここでは、そもそも自分がねこ背かどうか、簡単に自己判定できる方法をご紹介します。〝隠れねこ背〟も、これでわかります。

まず、次の①〜⑬に該当するかどうか、チェックしてみてください。

① 座っている時間が1日のうち4時間以上ある
② 電車などでよくスマートフォンを使う
③ 靴の外側が減りやすい

④ 慢性的な肩こり・腰痛がある
⑤ 片頭痛あるいは後頭部の痛みがある
⑥ 足の指が力を抜いた状態で曲がっている
⑦ ひざが、力を入れて伸ばそうとしても伸びきらない
⑧ あごがカクカクすることがある
⑨ 寝てもなかなか疲れがとれない
⑩ 自律神経失調症といわれたことがある
⑪ 生理痛がひどい
⑫ 歩いていると腰や股関節が痛むことがある
⑬ ふくらはぎが疲れやすい

これらはねこ背の人によく見られる症状です（この他に肋間神経痛といって、肋骨〈ろっこつ〉や胸、背中などに突然痛みが走る症状が出ることもあります）。あてはまることが3つ以上あれば、「ねこ背の可能性が高い」と思ってください。

ねこ背タイプを知る自己診断テスト

残念ながらねこ背の可能性が高かった場合、改善していくことになります。
そのためには、自分がどのねこ背タイプなのか知っておくことがとても重要です。
自分のねこ背タイプを見極めるためには、実際に体を使ってチェックしてみます。

・壁を背にして、少し離れて（30センチくらい）立ちます。
・そのままの姿勢で、壁にくっつくまで下がります（壁に、かかと、お尻、背中、肩、頭をつけるように）。
・そのとき、次の3つの項目についてチェックしてみます。

チェック（1）お尻と背中、どちらが先に壁につきますか？

A　お尻と背中が同時につく
B　お尻より先に背中がつく
C　背中より先にお尻がつく

チェック（2） 壁と腰との間に手のひら（片手）が入りますか?

A ぎりぎり入る程度のすき間ができている
B すっと通すことができる
C 入らない

チェック（3） いまの状態は?

A 壁に背中、お尻の2点がついている
B おなかが前に出ている
C 壁と頭のすき間も大きくあいている

判定

Aにチェックが多くついた人 ＝ 一般的なねこ背

Bにチェックが多くついた人　＝　骨盤が前傾している腹ねこ背
Cにチェックが多くついた人　＝　骨盤が後傾している腰ねこ背

さて、どうでしたか？

最初の自己問診リストで「ねこ背の可能性あり」の結果であれば、第2章および第5章で、ねこ背を治す・防ぐために簡単にできる方法をご紹介していますので、ぜひこれに取り組んでください。

第2章では、タイプに応じた改善策も紹介していますので、ねこ背タイプの診断テストで骨盤に前傾や後傾が見られた方には、とくに役立てていただきたいと思います。

ねこ背ではなかった人も、ねこ背防止のために、日常生活に取り入れてみることをおすすめします。

「かかと」「お尻」「背中」「肩」「頭」が壁につくように立つ

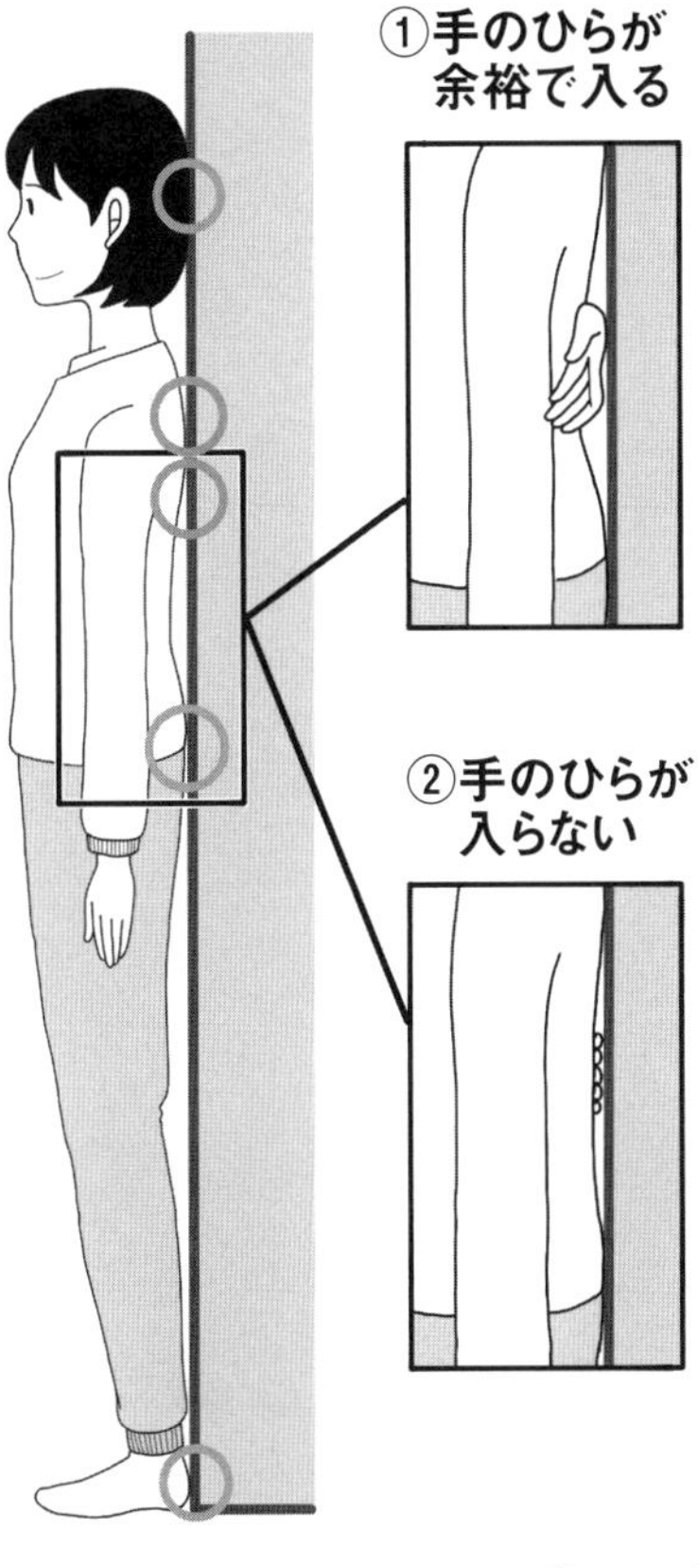
①手のひらが
余裕で入る
②手のひらが
入らない

①なら腹ねこ背、②なら腰ねこ背の可能性が!

第2章

これでラクラク ねこ背が治る

「すっと伸びた感覚」を覚えよう

ねこ背は自力で治せるの？

ねこ背でいると、体のあちらこちらに痛みや不調が起こりやすくなります。

おなかやお尻がたるみやすくなったりもします。

だから、自分なりに姿勢をよくしようと努めているけれど、すぐに疲れてしまって数分ともたない。そんな経験をお持ちの方もすくなくないでしょう。

ねこ背を治すにはどうすればいいのだろう？

そもそも自力で治せるのだろうか？


結論からいうと、**自分で治すことはできます。**

たいせつなのは治そうとする意識です……というのが、わたしの答えです。
日常生活のなかで、姿勢に気をつけ、意識して体を動かすようにすればいいのです。
まず知っていただきたいことがあります。

▼ほんとうに正しい姿勢であれば、疲れません
▼ねこ背は、自分で簡単に改善できます

この2つを実感していただけるように、この章では、ねこ背がグンと改善しやすくなるちょっとしたコツと意識の持ち方をご紹介していきます。

間違った姿勢を正しいと思い込んでいる人も

まず正しい姿勢を、自分の体で感覚的に知っておきましょう。

「これまでいろいろ試してみたけれど、ねこ背を治すことができなかった」という人は、無意識のうちに、「ラクではない」「間違った」姿勢を、〝正しい姿勢〟と思い込んでいたのかもしれません。

ここでチェックしてみましょう。立ったままでも、座ったままでも、どちらでもかまいません。その場で「正しい（と思う）姿勢」をとってみてください。すると……。

・疲れて数分でねこ背に戻ってしまう
・息苦しく感じる
・動こうとするとどこかに力が入ってしまう

いかがでしょうか。ひとつでもあてはまるなら、パッと見は姿勢がよくても、あなたはムリをしている可能性が高いです。

ほんとうに「正しい姿勢」がとれているなら、次のようになります。

・何分たってもそのままの姿勢でいられる
・自然に呼吸ができる
・体の力が抜けてのびのび動かせる

ねこ背が改善されると、こういう状態になってきます。

「ひざ立ち」で正しい姿勢の感覚がわかる

ムリのない正しい姿勢とはどういうものなのか、それを知るのはじつに簡単です。「ひざ立ち」をしてみてください。床にひざをついて立ちます。

自分はねこ背かも……と感じる人でも、すっと背筋が伸びた感じがするはずです。そう、これがムリなくできる、正しい姿勢なのです。

「ひざ立ち」をすると正しい姿勢をとりやすいのは、大腿骨で立つことになるからです。骨のうえに上半身を乗せる感覚がつかみやすくなります。一方、足裏で立つ場合は、頭と地面との距離も離れますし、あとで述べるように「足裏にバランスよく体重をかける」必要があるので、ひざ立ちよりは少しむずかしくなります。

ですから、**まずは、普通に立つのとひざ立ちするのを繰り返しながら、どのバランスが自分にとっていちばん心地よいか確認し、「正しい姿勢の感覚」を体で覚えてください。**

「ねこ背のほうがラク」は勘違い

姿勢を正してもすぐねこ背に戻ってしまう人は、「ねこ背のほうがラク」といった感覚があるのかもしれません。

背筋の伸びた姿勢を保つには筋肉に力を入れる必要がありますが、ねこ背の人は、ねこ背の姿勢でバランスをとることに慣れており、ねこ背でいるほうがラクに感じられる

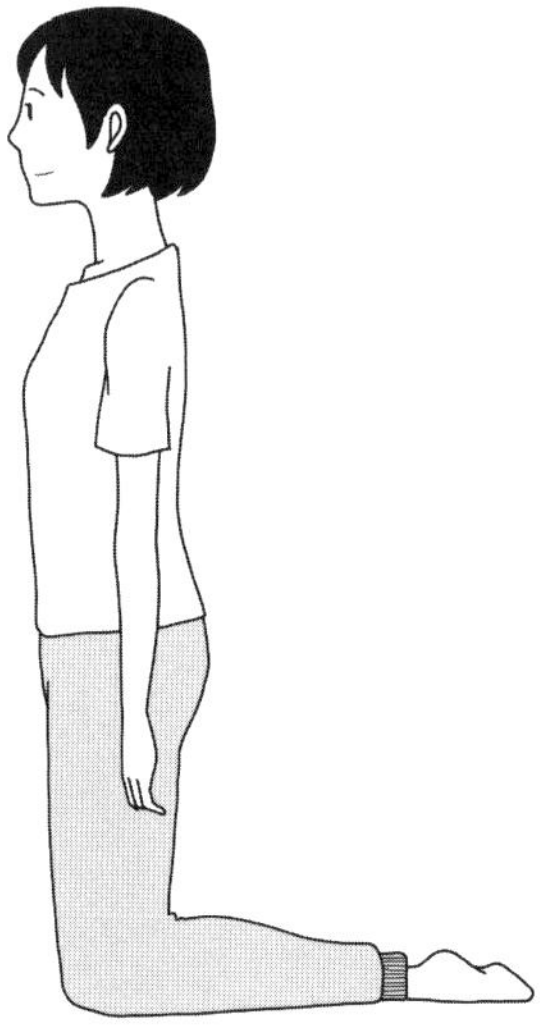

ひざ立ちをすると、上半身を骨で支えるまっすぐの感覚がわかりやすい

ようになっています。

それなら、ラクに感じられるねこ背のままでもいいのではないか、と思われるかもしれませんが、もちろんそうではありません。

気づかないだけで、体には大きな負担がかかり続けているのです。

人間の頭の重さは、体重の10％程度だといわれます。体重60キロの人であれば、6キロの重さがあります。

ボウリングのボールは、自分の体重の10分の1の重さがよいといわれます。

つまりねこ背だと、ボウリングのボールに相当する重さを、筋肉だけで支えることになります。体に負担がかかり、疲れやすくなるのは当然です。

正しい姿勢をとれば、頭が骨のうえにバランスよく乗っかり、その重さが軽減されますから、体への負担はすくなくなります。疲れにくくなります。

「ねこ背のほうがラク」と思うのは、いわば勘違いで、体にとっては「正しい姿勢のほうがラク」なのです。

体にかかる負担を実際に体験してみよう

わたしは来院された方に、次のことをやっていただいて、ねこ背による身体への負担を体感してもらうようにしています。

①両手でバスケットボールを持ち、手首とひじがくっつくくらいにして、ボールが落ちないように支える

②ひじから先をまっすぐ上に向けて立て、その状態でボールを支える

③ひじから先を前に傾けて、ボールが落ちないように支える

これを体にたとえると、ボールが頭、腕のひじからボールを支えている両手までが胴体と首に相当します。

②は、いわば胴体の真上に頭がある状態です。ボール（頭）を支えるのがさほど負担になりません。

ところが③のように、頭が前に傾いている状態になると、ボール（頭）を支えきれないほど両腕（胴体）に負荷がかかります。この負荷は、実際にねこ背の方の体にかかっているのと同様のものとみなすことができます。

こうして、ねこ背がどれだけ体に負担をかけるものなのか、実際に体験していただくことから治療をスタートさせると、みなさん意識が変わって、矯正に取り組む真剣度が高まります。

バスケットボールでなくてもかまいません。家庭や身の回りにあるモノ——数冊の本でも花瓶でも鍋でも、ある程度の重さがあるものなら、なんでもかまいません——を使って、一度試してみてください。もちろん、安全には十分ご注意のうえで。

体に軸をつくろう

「体への負担がすくない」姿勢をめざす

ねこ背が、いかに私たちの体にとって負担が大きなものかがわかると、「姿勢を正そう」というモチベーションがわきます。

先ほど、「ひざ立ちしたり、立ち上がったりしながら、自分にとって心地よい姿勢を見つけてください」と申し上げましたが、その真意は次のことにあります。

❶体に1本の軸が通った姿勢

❷しなやかに動けて、体に負担のすくない姿勢

ひざ立ちで心地よい姿勢は、この2つを満たしています。

そして、これが「正しい姿勢」の2つのポイントなのです。

あとはあなたにとってふさわしい姿勢でいて、かまいません。ご自分の仕事や暮らしのスタイルに応じた、ムリなく、ラクにすごせる姿勢でいいのです。

たとえばスポーツ選手の多くが体幹を鍛えますが、それは速く、強く、しなやかにといった動きの基本になるからです。基本がしっかりとできていれば、フォームも体型も個々に異なって問題ありません。むしろ異なって当然です。

あまりに窮屈な意識を持ちすぎると、精神面にストレスが生じて毎日を楽しむことができません。

足裏にバランスよく体重をかける

では、まず「❶体に1本の軸が通った姿勢」をしっかりとつくっていきましょう。

軸が通れば体への負担はグンとすくなくなりますし、軸がゆがんでいると、せっかく体が柔軟になっても姿勢が崩れます。

「軸をつくる」というのは、頭から足の裏まで、体のどこにもゆがみがない状態にすることです。

骨盤のゆがみが背骨や肩、首、ひざなどのゆがみにつながるように、**体の部位はすべて関連していますから**、姿勢をよくするには体をきちんと支える軸が不可欠です。

なかには、ひざ立ちでは正しい姿勢をつくれても、立ち上がるとうまく感覚がつかめない人もいます。

そこで立ち上がったときは「足裏にかかる体重」を意識することが必要です。

足裏は姿勢を支える土台です。足裏にかかる体重が偏っていると土台は不安定になり、軸がゆがんで姿勢は安定しません。

立ったときに、足の指先からかかとまで、足の裏全体に体重がかかるようにしてみてください。足の裏全体でしっかりと地面を踏みしめるようにすることです。

左右の足でバランスよく体を支えていることもたいせつです。

地面への足の着き方がよくないパターンは、次の2タイプです。

・つま先やかかとに体重がかかっている「前後の崩れ」
・小指側や親指側に体重がかかっている「内外の崩れ」

こういうふうに重心が崩れている人は、靴の底の減り方に特徴があります。

靴底の減り具合が外側と内側とで極端に差がある人は、「内外の崩れタイプ」の重心の崩れ方をしています。

一方、高齢者には「前後の崩れ」のほうが多いです。

また、足の裏にタコができている人は、足の着き方に問題がある可能性が高いといえます。足の着き方がよくないと、親指や小指の外側、中指のつけ根に、タコができやすくなります（ただし、高いヒールの靴をよく履く女性も同じところにタコができやすいため、いちがいに足の着き方に問題があるとはいい切れません）。

目をつむって直立姿勢で立ってみてください。

足の裏に意識を向けると、体重が足の裏にどのようにかかっているのか感じやすくなります。足の着き方が正しい場合は、次の3点にバランスよく体重がかかっています。

・親指のつけ根
・小指と薬指のつけ根の間
・かかとの中心（内くるぶしと外くるぶしを結ぶ線上です）

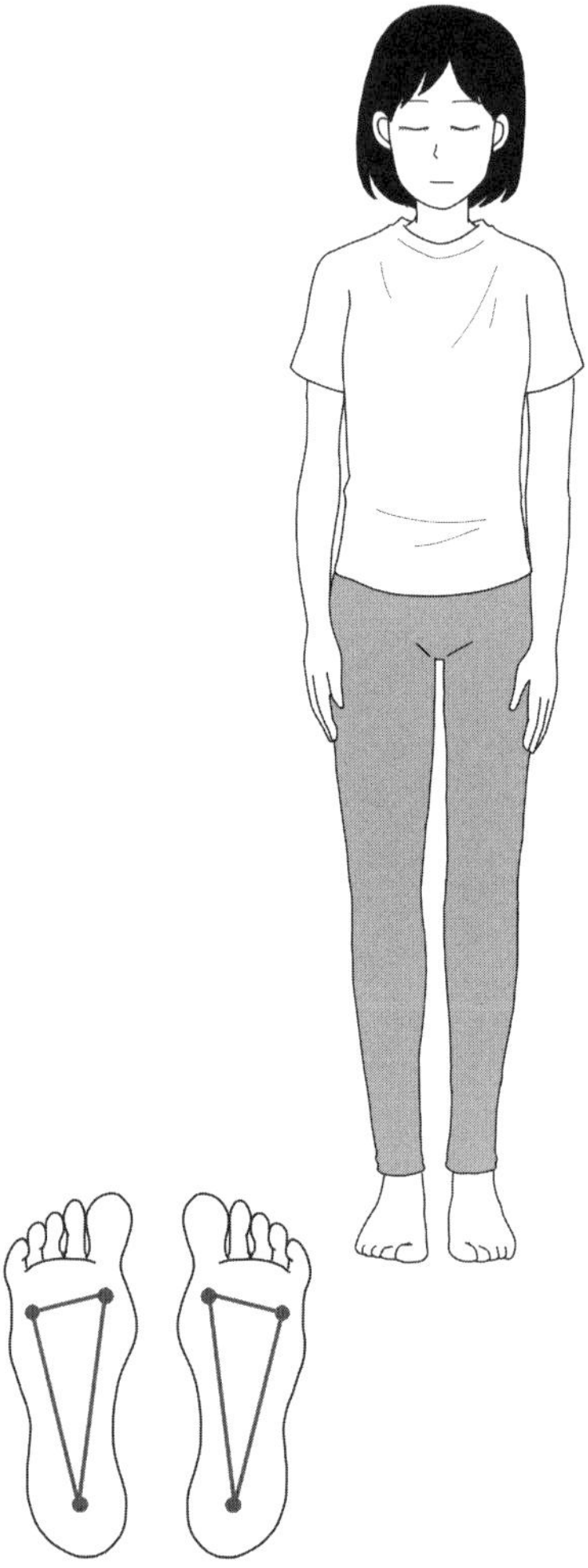

この状態をめざして調整していきましょう。

なお、立っているときの足の裏への体重のかかり方がバランスが悪いと、「足が太くなりやすい」というデメリットもあります。その偏りを補わないと立っていられないため、本来なら必要のない筋肉の発達が起こるのです。

体つきの割に足が太めに感じる方は、足の筋肉（とくに太ももの外側）に余計な力をかけずに立ったり歩いたりできるようになると、太もものラインがすっきりすることがあります。

壁を背に立ったとき、どこが壁につく？

次に、体の筋緊張をとっていきましょう。

「❷しなやかに動けて、体に負担のすくない姿勢」の最初の一歩です。

壁に、頭、肩甲骨、お尻、かかと……すべてがつくように立ってみましょう。第1章でねこ背のチェックを行なったときの要領です。

前に説明したように、このとき、腰と壁との間に手のひらが入るくらいになっているのがちょうどよい姿勢です。

腰と壁の間に手首まで入るようなら、腰が反りすぎています。

やってみると、そもそも頭が壁にくっつかない、腰がずいぶん離れるなど、全部をくっつけるのは容易ではない人もいるかもしれません（この状態の方は、ねこ背のタイプをチェックするのも大変だったかもしれませんね）。

体の一部が離れるのは、どこかに筋緊張が入っているからです。そこをゆるめるようにして、くっつけてみましょう。

たいせつなのは、「力をかけずに」できることです。姿勢をまっすぐにしようとすると、つい背中や腰、ひざに力を入れてしまいがちです。

腰や肩が壁から浮いてしまうようなら、63ページから解説する「羽ばたき体操」や「幸せ引き寄せ体操」といったストレッチをていねいに行なってください。

筋肉をほぐす効果が高い体操を紹介していますから、これらを続け、さらに筋肉の緊張具合に応じてストレッチを加えれば、すこしずつ伸ばせるようになってきます。

頭、肩甲骨、お尻、かかと、すべてがムリなくくっつけられるようになったら、筋緊張がとれて軸が完成したということです。

筋肉の緊張には「ゆるめ、ゆるめ」と声がけする

壁を背に立ったとき、頭、肩甲骨、お尻、かかとのすべてが壁につかない人は、無意識のうちに体のどこかが緊張しています。

どこに力が入っているのか、体に意識を向けて、筋肉の緊張をさぐってみてください。筋肉の緊張の有無がわかりにくければ、頭痛、歯の浮き、目の疲れがないかチェックしてみましょう。これらは肩まわりなどの筋肉が緊張していることで起こります。

日によって緊張の度合いが違うこともあります。

「クルマのシートに座ったとき、ルームミラーの角度を調整しなければならない」、「靴やブーツを履いたとき、いつもよりきつく感じる」といったことも手がかりになります。筋肉の緊張が姿勢の変化や足のむくみにつながっているのです。

緊張に気づいたら、そこがゆるむように、息を吐きながらラクな気持ちで、「ゆるめ、ゆるめ」と意識を集中させると、次第に緊張がやわらいできます。ゆるみを自覚することがポイントです。

体を動かすときは、なるべく力をかけずに動かすようにします。

肩こりの人は、肩に力を入れすぎているのです。腰痛の人は、ついつい腰に力を入れています。滑らかに動くことを心がけてください。

次ページからは、「❷しなやかに動けて、体に負担のすくない姿勢」をつくるための効果的な体操を紹介していきます。

毎日5分たらずで、着実にねこ背を解消し、体のゆがみをもとに戻していきます。

ねこ背を治す、基本体操

基本体操（1）「羽ばたき体操」

まず、どのねこ背タイプの人にも行なっていただきたい、基本体操です。首から肩甲骨、胸、腰まで、まんべんなく筋肉をほぐし、狭くなっている関節の可動域を広げていきます。

①～⑤を一連の体操として行なってください。「羽ばたき体操」と覚えてください。

〈羽ばたき体操の手順〉

①肩甲骨周辺の筋肉をほぐしてやわらかくする

立って手を後ろで組みます。組んだ手をまっすぐ下げながら、顔は上に向け、肩甲骨を寄せるようにし、そのまま5秒くらいキープします。開いた肩甲骨を引き寄せ、頸（首のあたり）の前側から胸にかけてストレッチしています。

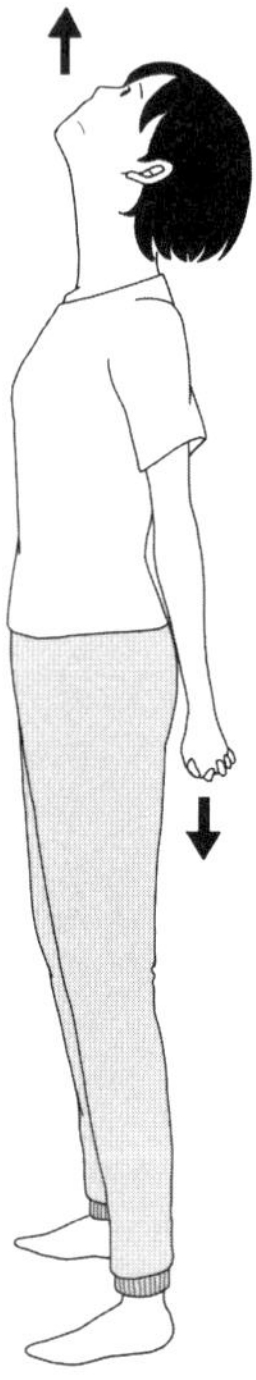

顔は上に向け、組んだ手はまっすぐ下げる。背中側に肩甲骨を寄せるのがポイント

②肩甲骨の動く範囲（可動域）を広げる

立ってでも、椅子に座ってでもかまいません。

両方の手の指先を左右それぞれの肩に置き、腕を羽のようにして、胸の前で、鳥が羽ばたくようにゆっくりと動かします。ひじがくっつくように閉じる、思いきり胸を張るように背中側に開く……。これを8回繰り返します。

肩甲骨の開閉、肩の前側のストレッチ運動をしています。

次に指先を肩に置いたまま、胸の前で、ひじで円を描くように腕をゆっくりと回します。前回し後ろ回しを交互に。これも8回。

肩関節周囲の筋肉群の柔軟性をアップします。

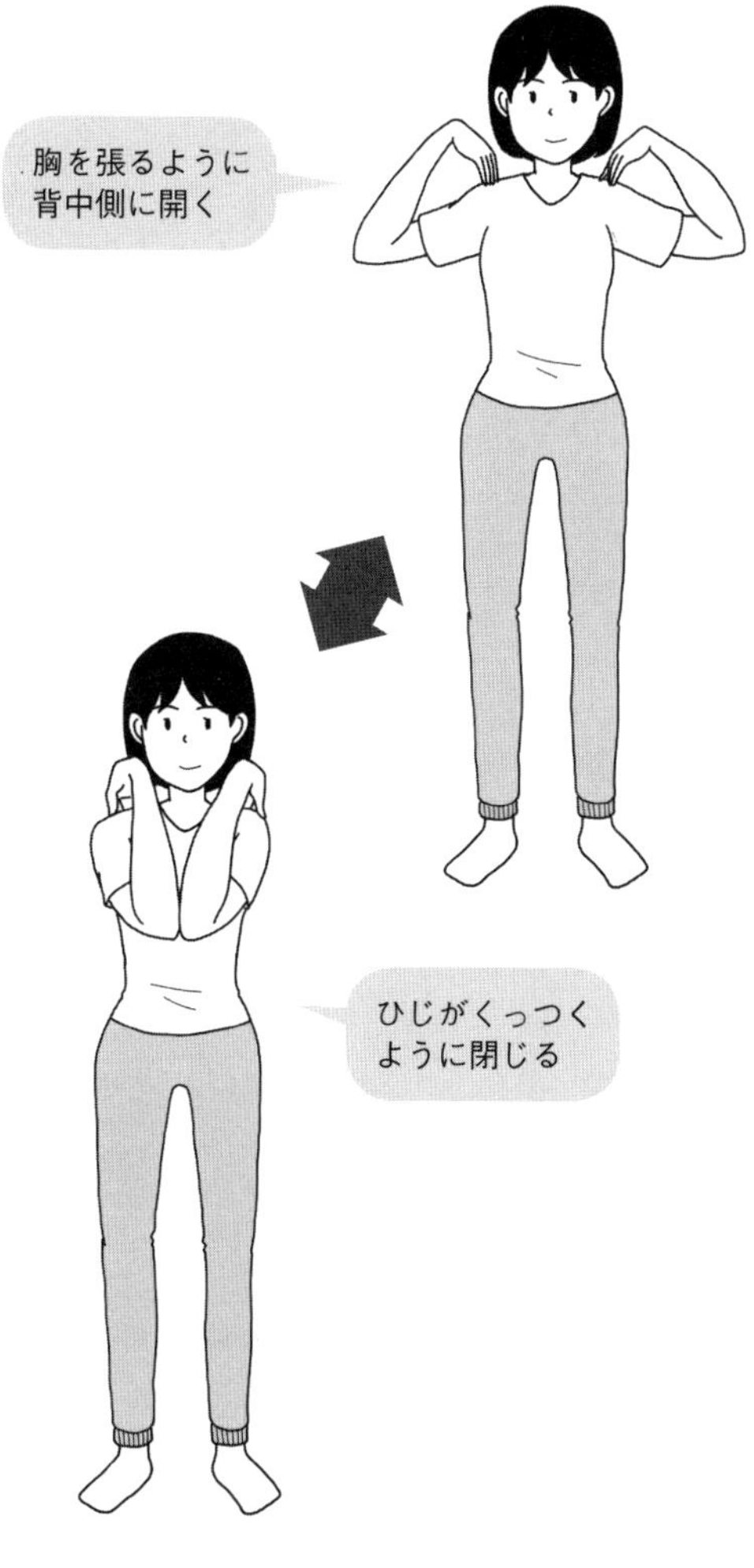
胸を張るように
背中側に開く
ひじがくっつく
ように閉じる

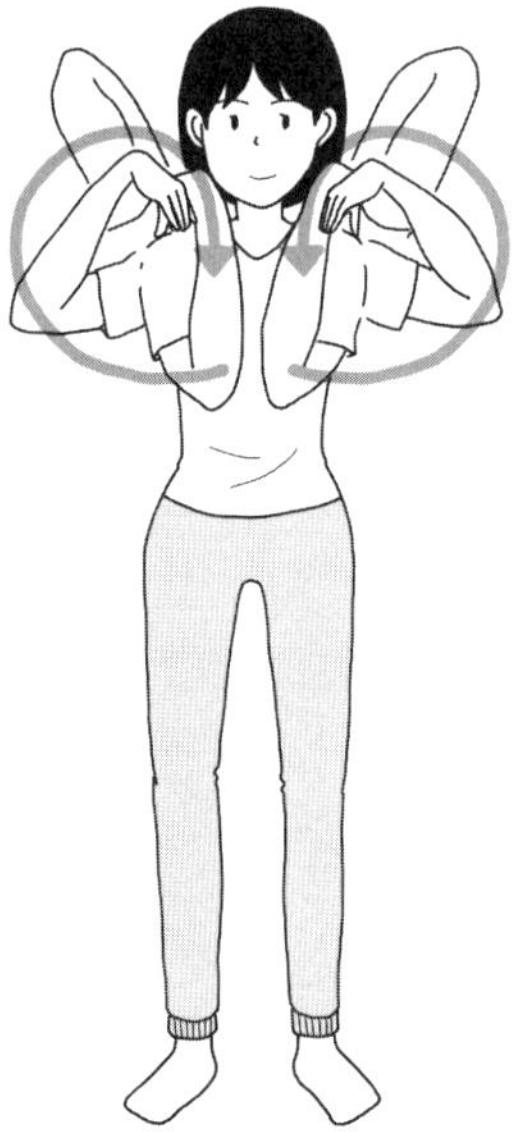

指先を肩に置いたまま、
ひじで円を描くように、
腕をゆっくり回す

この一連の運動は、羽ばたき体操の肝で、まさに鳥が羽ばたくように動くことで肩甲骨周辺の筋肉をほぐします。

③骨盤のゆがみを正す

立った姿勢で手を骨盤にあてます。その状態で骨盤を左右に8回、前後に8回、さらに右回し8回、左回し8回と動かします。これを1セットとします。

仙腸関節（体幹の骨と足を支える骨格の結合部）と股関節の動きをよくし、骨盤の前後の傾きを整える運動です。

④背中を伸ばす

椅子に座った状態で、両手の指先をみぞおちの横（肋骨の下のあたり）に、差し込むようにあてがいます。そして息をゆっくり吐きながら、体を前に倒し、指先を押し込みます。5回を1セットにします。

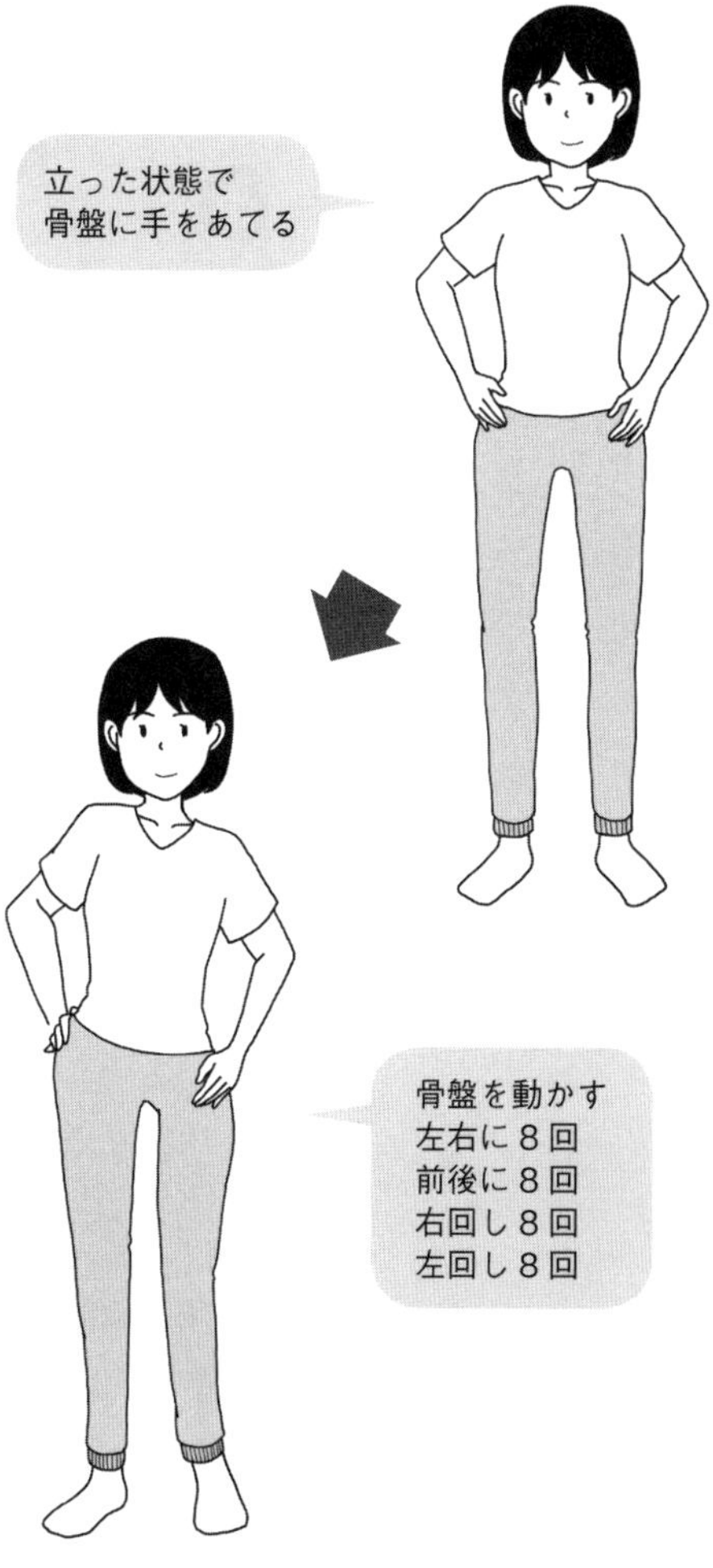
立った状態で
骨盤に手をあてる
骨盤を動かす
左右に８回
前後に８回
右回し８回
左回し８回

腹筋と横隔膜をゆるめて、体の前側の緊張をとります。

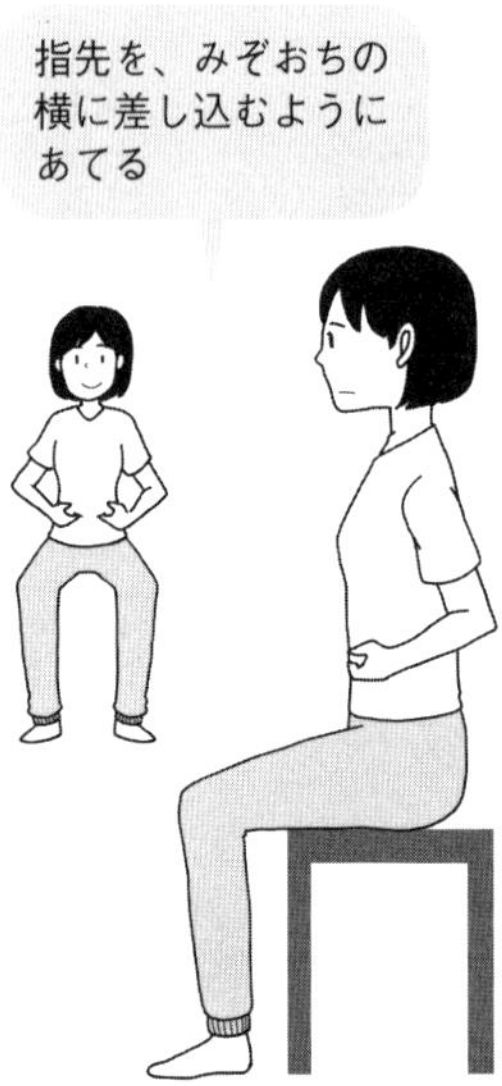
指先を、みぞおちの横に差し込むようにあてる

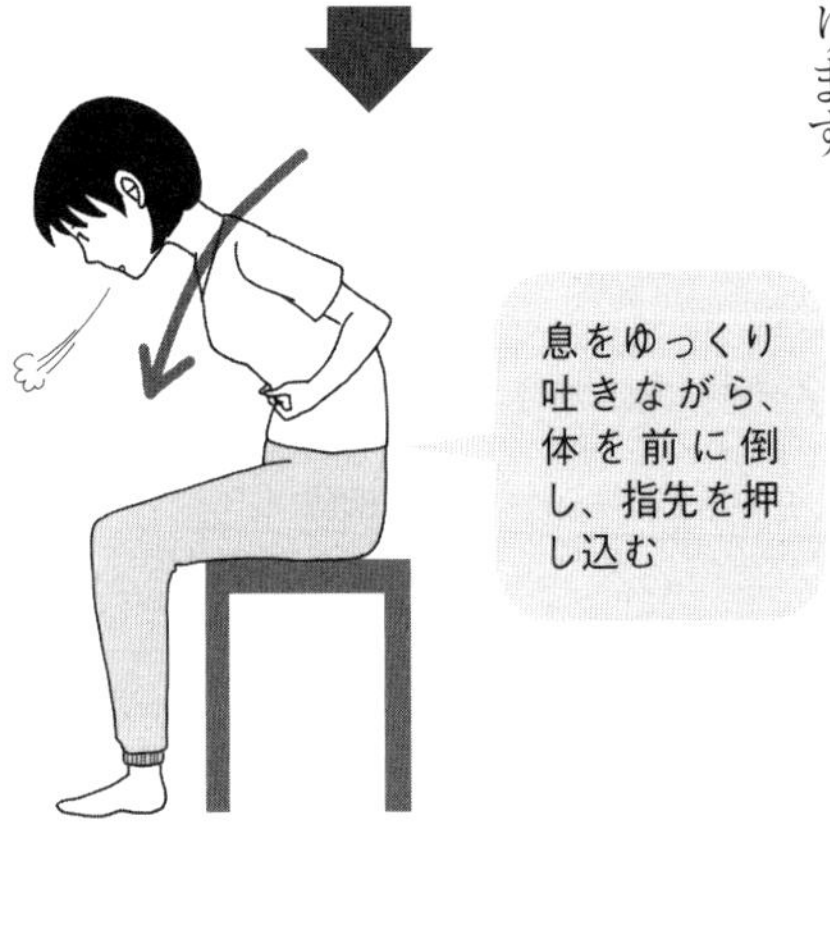
息をゆっくり吐きながら、体を前に倒し、指先を押し込む

以上①～④を、1日5セットを目安に行ないます。

なお、①は時間も場所も問わず簡単にできますから、これだけを仕事や家事の合間に、1日に15～20回行なうのもいいでしょう。

かなり肩甲骨周辺の筋肉がほぐれますから、ねこ背の改善につながります。

基本体操（2）「幸せ引き寄せ体操」

もうひとつ。これもどのねこ背タイプの人にも効果的な体操です。
首まわりや肩甲骨周辺をはじめとする背中の筋肉をほぐし、背筋を伸ばす体操です。
これは「幸せ引き寄せ体操」と覚えてください。
とにかく短時間でできるため継続しやすく、習慣づけにもってこいです。

〈幸せ引き寄せ体操の手順〉

①立ったまま、すり足で左足を後ろに引き、足を前後に開きます。手は両手を前に伸ばし、手のひらを下に向けます。
②この状態で腕を引きながら肩甲骨を寄せるようにし、首を上に反らします（腰は反らさないように）。いったんもとの姿勢に戻り、今度は右足を後ろに引いて、同じようにします。
③さらに、手のひらを上に向けて、同じ動きをします。

この「幸せ引き寄せ体操」を具体的にいうと、

・頸（首のあたり）の前のストレッチ
・巻き肩（内側に丸まった肩）を開くストレッチ
・開いた肩甲骨を背中側に寄せるストレッチ
・胸を開くストレッチ
・腰筋を鍛える（衰えると骨盤がゆがみやすくなります）ストレッチ

を、一度に行なうものです。

ワンアクションでいろんな部位を改善しようとする、すこし欲張りな体操です。

伸ばした腕を全身を使って引き寄せるユーモラスな動きで、みなさん、自分でやってみると（人がやっているのを見ても）つい笑顔になってしまいます。

緊張がほぐれるとストレッチ効果もグッと高くなりますから、まさに幸せを引き寄せているといってもいいすぎではないですよね。

幸せ引き寄せ体操

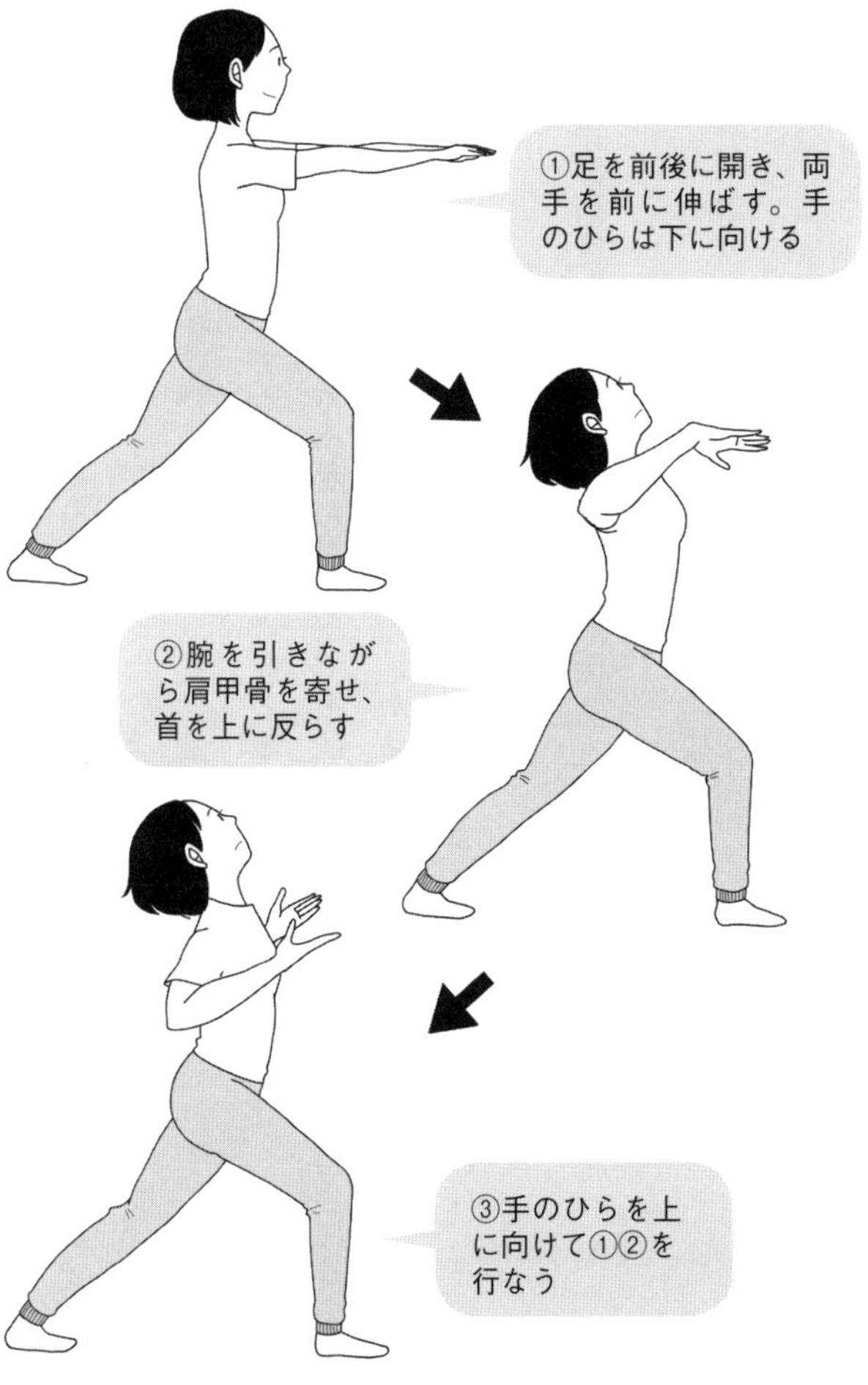
①足を前後に開き、両手を前に伸ばす。手のひらは下に向ける
②腕を引きながら肩甲骨を寄せ、首を上に反らす
③手のひらを上に向けて①②を行なう

★①②と③は、それぞれ足の前後を入れ替えて同じ動作を繰り返す

体がかたいなら、バスタオルを使う体操も

可能であれば、道具を使ったり、誰かに手伝ってもらったりするのもいいでしょう。

道具を使うと、体勢をキープしやすくなります。とくに体がかたく、フォームが崩れやすい人にはおすすめです。

また、誰かに手伝ってもらうと、余計な力を抜くことができます。

ひとりだとどうしても力みがちですが、手伝ってくれる人がいると相手に身を任せることで自然と力が抜けるので、体操の効果が高まります。

ここでは、どのご家庭にもあるバスタオルを使ってできる体操をご紹介します。

◎肩甲骨の動きをよくし、胸を開く体操

バスタオルを1枚用意します。

①バスタオルを肩幅よりすこしだけ（こぶし2つ分くらい）広く持ち、鼻から息を吸いながら真上に上げます。バスタオルを使うのは、腕を開く間隔を一定に保つためです。

②吸った息を口から吐きながら、手を首の後ろへと下ろします。

このとき、肩甲骨を動かしていることを意識しましょう。
5回を1セットとして1日3セット行なってください。

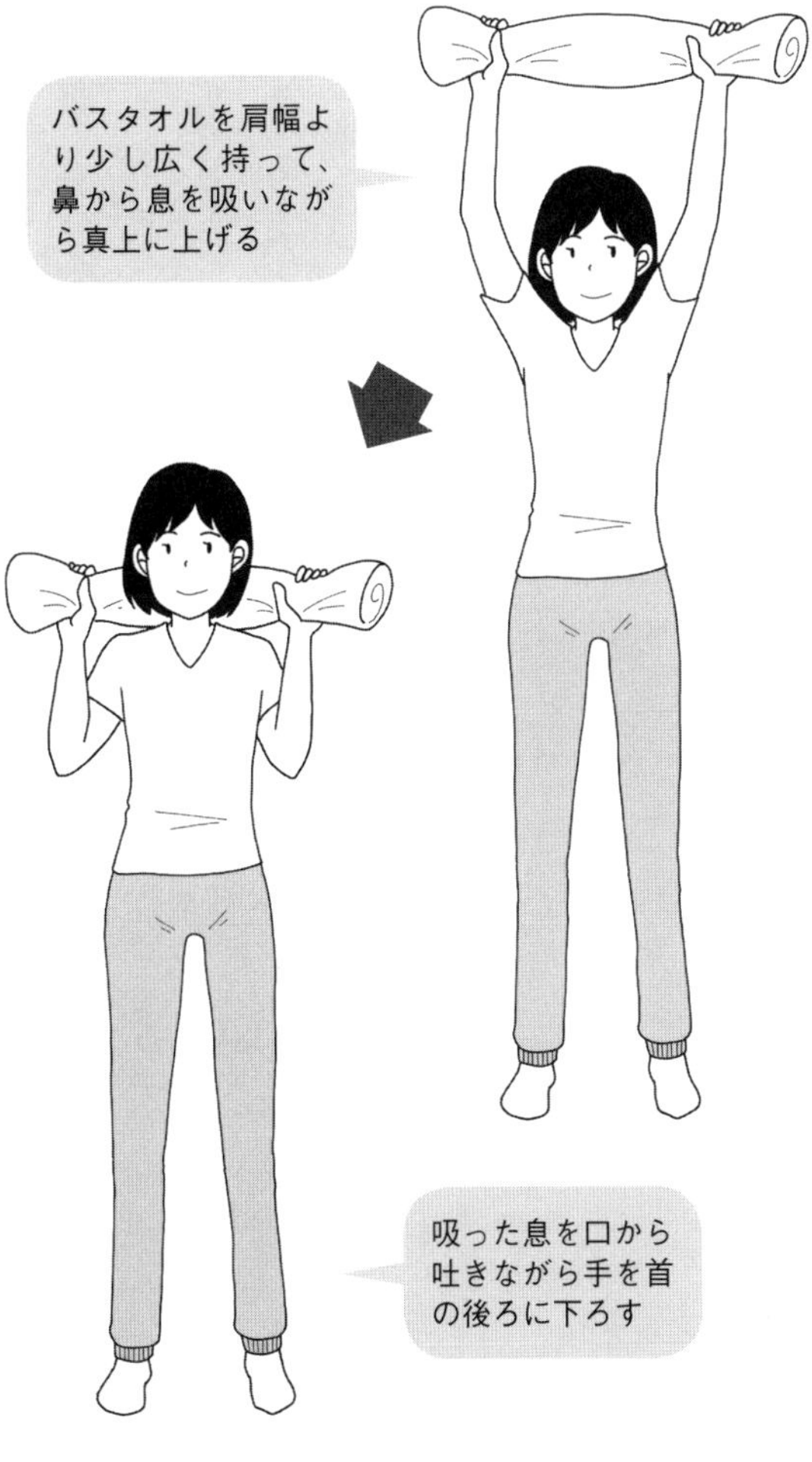
バスタオルを肩幅より少し広く持って、鼻から息を吸いながら真上に上げる
吸った息を口から吐きながら手を首の後ろに下ろす

◎かたくなった背中の筋肉をほぐす体操

こちらも同じくバスタオルを使いますが、人に手伝ってもらう体操です。手伝ってくれる人にすべて任せる意識で、自分では力を入れないようにします。

①まずは準備です。

・バスタオルをかためにまいて筒状にします。

・仰向けに寝てひざを立てます。

・すこしお尻を浮かせ、筒状にしたバスタオルを横一文字に背中に入れてもらいます（おへそとみぞおちの間くらい）。

・この姿勢を10秒くらいキープします。

②右足を上にして立てひざにして組みます。両腕は横にまっすぐ広げます。顔は左を向くように。

③手伝ってくれる人に左肩を固定してもらい、組んだ右足を右側へ倒すように押してもらいます。背中をねじるようなイメージです。反対側へのねじりも同様に行ないます。

左右3回ずつ行なってください。

かたくなった背中の筋肉をほすぐ体操

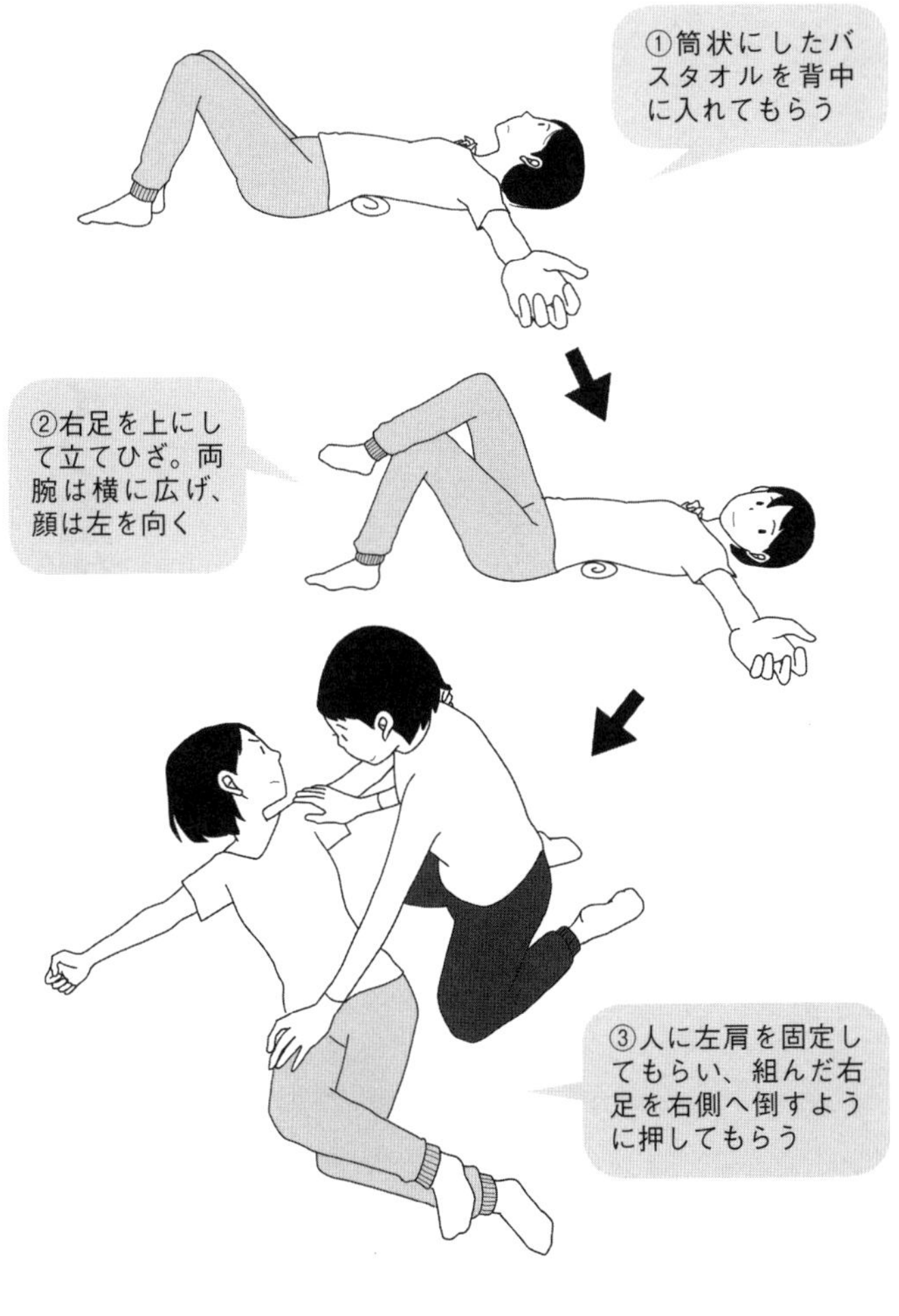
①筒状にしたバスタオルを背中に入れてもらう
②右足を上にして立てひざ。両腕は横に広げ、顔は左を向く
③人に左肩を固定してもらい、組んだ右足を右側へ倒すように押してもらう

ねこ背を治す、タイプ別体操

ねこ背の特徴に応じて重点的にほぐす

次に、第1章で紹介した、ねこ背のタイプに応じた治し方をご紹介しておきます。

「羽ばたき体操」や「幸せ引き寄せ体操」といった基本体操は、どのねこ背タイプの人にも共通して効果的な、首まわりや肩甲骨周辺などの筋肉をほぐすことを主な目的としたものです（一部、骨盤を整える体操も含まれています）。

一般的なねこ背の方は、基本体操を継続して行なっていくことで、改善していくことができます。

それに加えて、腹ねこ背、腰ねこ背、ストレートネックといった特徴のある方は、この基本体操に、ご自分のねこ背タイプに対応する体操を組み合わせることで、より効率的にねこ背を改善していくことができます。

もちろん、ねこ背の程度などにより個人差はありますが、基本体操とタイプ別体操を続けていれば、2週間くらいで改善の手ごたえが得られるようになるはずです。

さらに6週間をすぎたころには正しい姿勢が身につきます。

背筋が伸びているのを心地よく感じられるようになるでしょう。

・腹ねこ背の人向けの体操

腹ねこ背の人は、おなかがぽっこり前に出ているのが特徴です。

骨盤が前に傾きすぎているせいなので、腰のあたりの筋肉をストレッチして適切な状態に戻していきます。

仰向けに寝て両ひざを抱え、3~5分、軽く左右に揺らし続けます。

次に片足ずつひざを抱え、ぐっと体に引きつけてストレッチを30秒行なってください。

1日3回を目安に。

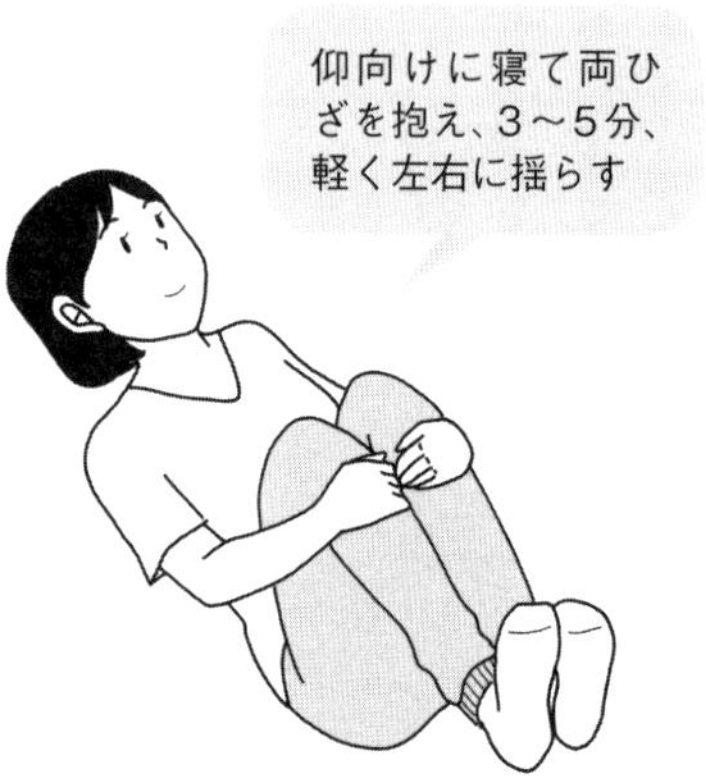
仰向けに寝て両ひざを抱え、3～5分、軽く左右に揺らす

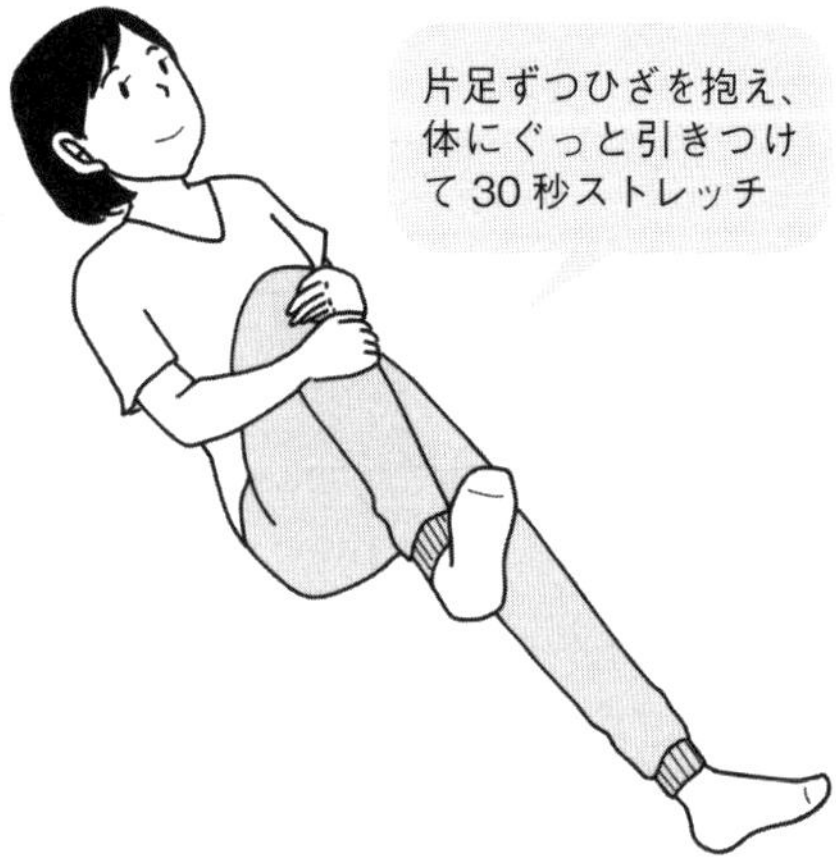

・腰ねこ背の人向け

腰ねこ背の人は、普通に立っている状態だと腰が引けている状態です。骨盤が後ろに傾きすぎているせいなので、適切な状態に戻していきます。

うつぶせに寝て、ひじで上体を起こし、顔は前に向けてください。おへそから下は床につけたまま離れないようにします。スフィンクスのようなポーズです（左ページのイ

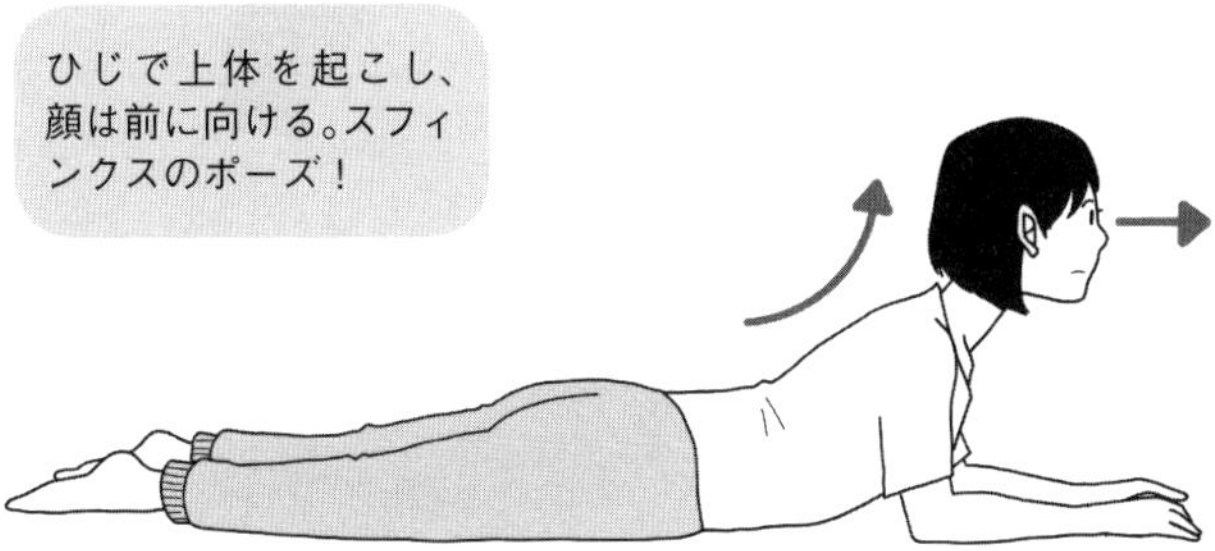
ひじで上体を起こし、
顔は前に向ける。スフィンクスのポーズ！

ラストを参照）。そのまま3～5分キープします。

1日3回を目安に。

・ストレートネックの人向け

ストレートネックの人は、本来あるべき首のカーブが小さめで、まっすぐに近い形になっています。

この運動は、頸椎のきれいなカーブをつくることが目的です。

①椅子に座るか、壁に背中をつけて立ち、頭を前に出します。そのままあごを引きながら、頭を後ろに引きます。5秒くらいそのままで。
次ページのイラストを見てください。

このとき、肩は動かさないように。あごに手をあてておくと、頭を後ろに引きやすくなります。

10回を1セットにして行ないます。

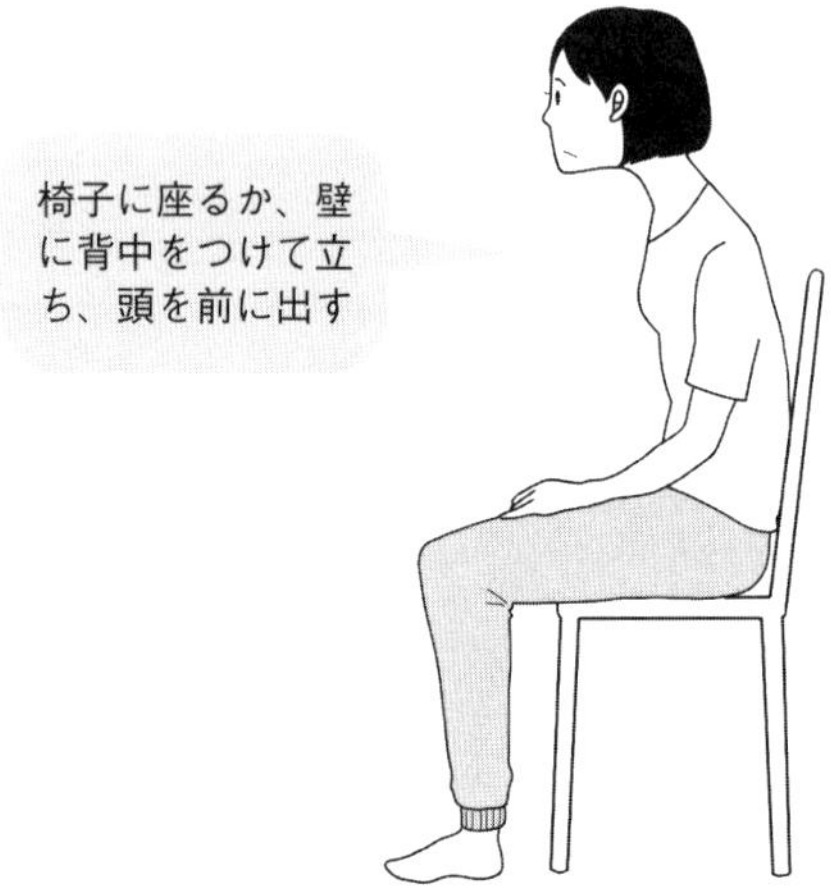
椅子に座るか、壁
に背中をつけて立
ち、頭を前に出す

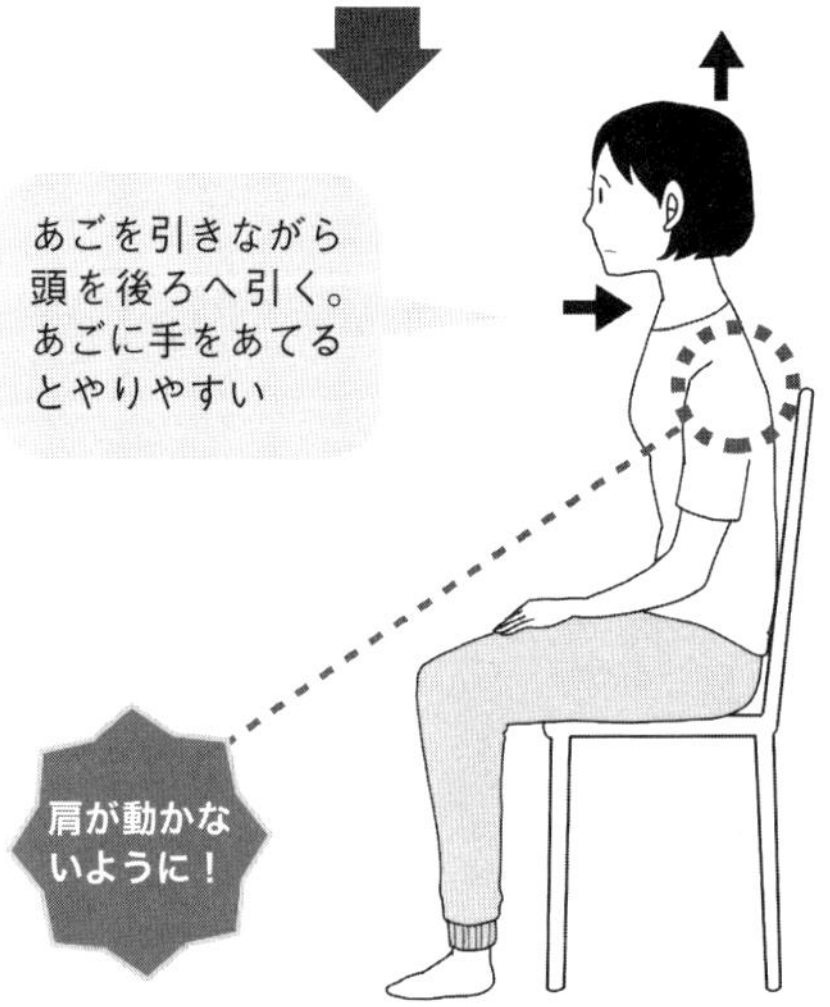
あごを引きながら
頭を後ろへ引く。
あごに手をあてる
とやりやすい
肩が動かな
いように！

②椅子に座るか、壁に背をつけて立ったそのままの姿勢で、まず息を吸い、その息を吐きながら首を右にひねります。両方の目線を左に向けると、首の回転が高まります。次に同様にして首を左にひねります。左右4回ずつを1セットにして行ないます。

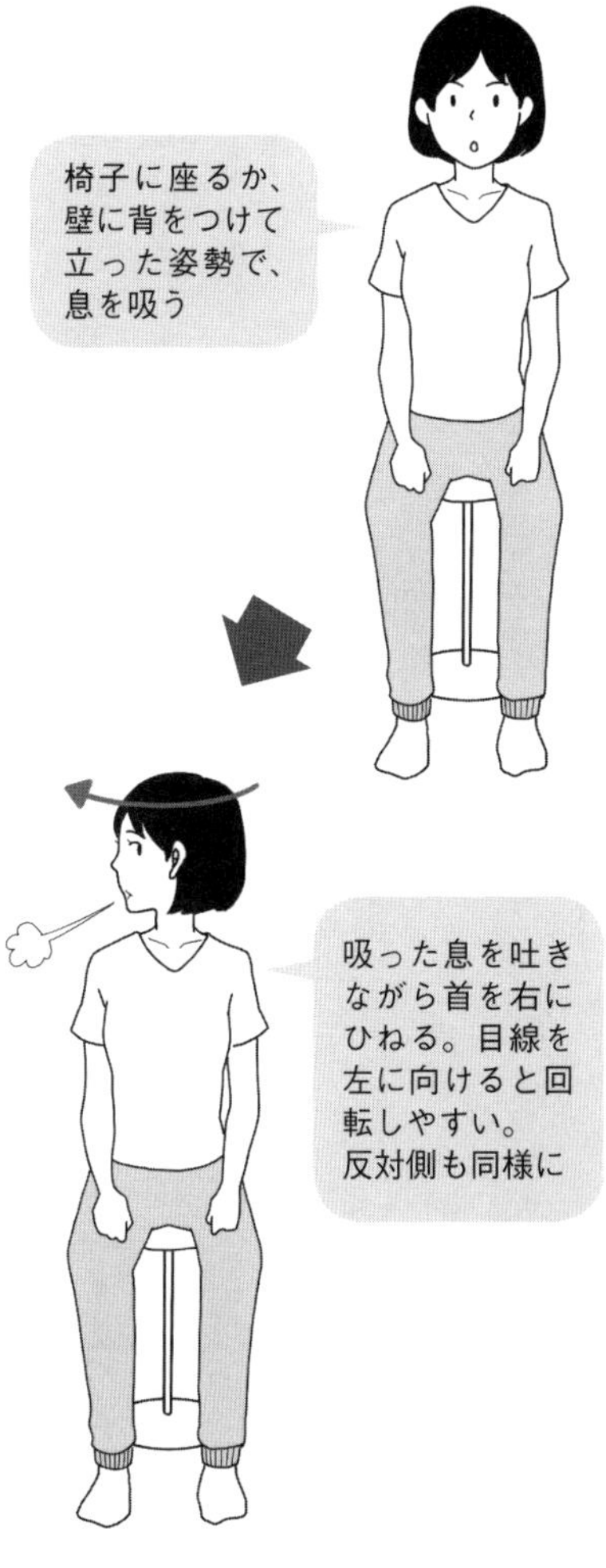
椅子に座るか、
壁に背をつけて
立った姿勢で、
息を吸う
吸った息を吐き
ながら首を右に
ひねる。目線を
左に向けると回
転しやすい。
反対側も同様に

①②を、1日に3セットを目安に行ないます。

基本体操と、ねこ背タイプに応じた体操を組み合わせて行なっても、それほど時間はかかりません。たいせつなのは継続です。

三日坊主にならないよう、歯みがきの前か後に行なうなど、生活のなかで習慣化させるといいでしょう。

ねこ背のセルフケアに役立つツボとは？

「腎」と「肝」のツボを刺激する

ねこ背を治すには筋肉をやわらかくすることが重要です。また、東洋医学では、骨を強くすることもたいせつと考えています。

そこで、効果的なツボをご紹介しておきます。セルフケアに役立ててください。

使うツボは、東洋医学でいう「腎」と「肝」のツボです。

「腎」は腎臓よりもうすこし広い概念で膀胱とも関係し、成長や生殖、体内の水、そして骨をつかさどります。東洋医学で気や血、水が通る道とされる「膀胱経」と、背骨に沿って流れる「督脈（とくみゃく）」のツボを使います。

「肝」は肝臓と自律神経系や新陳代謝の機能を担い、筋肉もつかさどるものです。

腎と肝に効くツボを刺激すればねこ背が治りやすくなるとともに、ねこ背によって起こるさまざまな体の不調をやわらげることもできます。

ここでは4つのツボを組み合わせています。


ツボは「心臓から遠いほうから」が基本ですから、①→②→③→④の順番で刺激するようにします。間違えないように注意してください。

①承筋（しょうきん）

ふくらはぎの中央部にあります。

ここを軽く刺激するだけで、背中全体に作用し、筋肉がやわらかくなります。

また、このツボは足のむくみ、こむら返

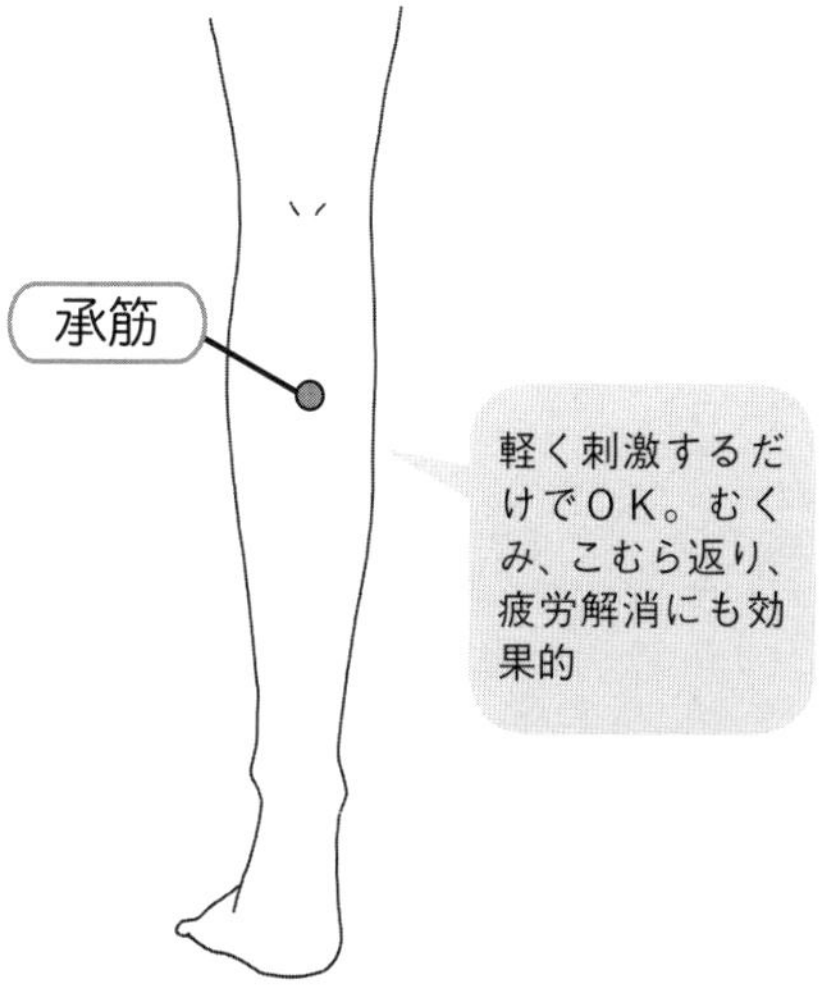
承筋
軽く刺激するだけでOK。むくみ、こむら返り、疲労解消にも効果的

り、疲労解消などにも効果があります。

②腎兪（じんゆ）

腰椎の2番目と3番目の間、その外側2センチくらいのところにあります。へその高さで腰に手をおき、親指が届いたあたり。軽く刺激してみて気持ちよい場所が腎兪です。このツボは腎に作用し、骨を強化してくれます。

③筋縮（きんしゅく）

胸椎の9番目と10番目の間にあります。左右の肩甲骨の下を結んだラインに胸椎の7番目があり、そのすこし下を刺激して気持ちのいい場所が筋縮、と覚えてください。筋縮の「筋」は文字どおり「筋肉」を意味し、ここを刺激すると縮こまった筋肉がほぐれ、やわらかくなります。

ただ、筋縮は手が届きにくい場所にあります。刺激するのがむずかしい人は、筋縮の外側2センチくらいのところにある「**肝兪（かんゆ）**」を使ってください。

ねこ背のセルフケアに役立つツボとは？

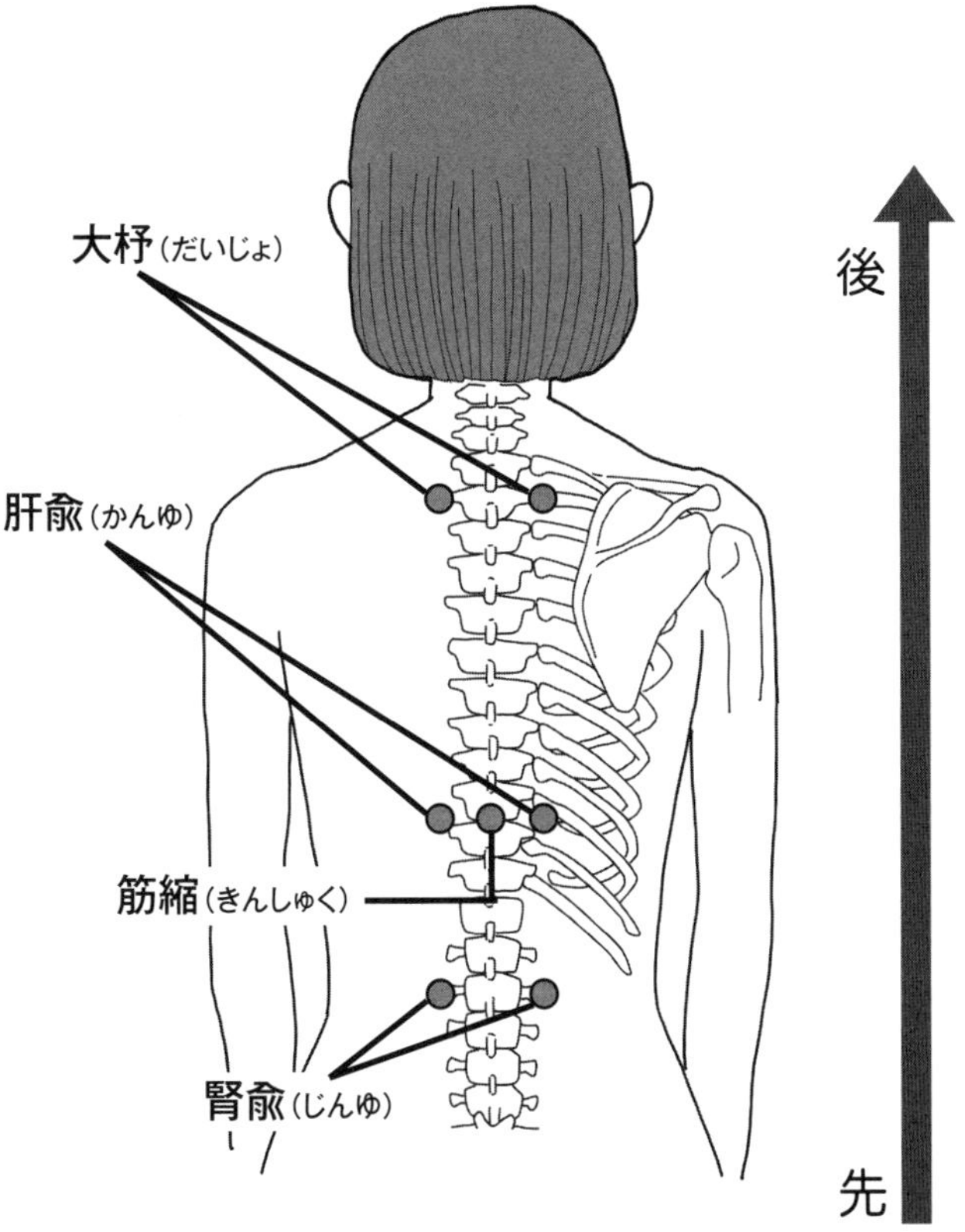

ツボは心臓から遠いほうから押すのが基本。
また、満腹時は消化不良になるので避ける！

④大杼（だいじょ）

胸椎の1番目と2番目の間、その外側2センチあたり。首を前に倒したときいちばん出っ張っている部分の斜め下にあります。

このあたりは「骨会（こつえ）」と呼ばれる場所で、骨にかかわる気（エネルギー）が集まっているとされます。大杼を刺激すると骨が強くなり、脊柱がきれいなS字をつくる助けになります。

それぞれのツボを、じんわりと軽く押してください。押しすぎないように。軽く圧をかけるだけで十分です。なるべく胸郭（きょうかく・胸部の骨格のこと）を開くようにし、胸を張った状態で押してください。

手が届かない、痛みが出るなど、そのツボを刺激するのがむずかしければ、とばしてもかまいません。あるいは近くを押しても効果はあります。

ひとつのツボを5秒程度、3回ずつ。ひとつのツボを一気に3回押すのではなく、①～④、①～④、①～④と順番に3回です。

基本は朝と晩の1日2回。起きたときと、寝る前またはお風呂上がりに。

「あれ、いま姿勢が悪いかな」とか「あ、背中が曲がってきている」と気づいたときにツボを刺激するのも効果的です。

ただし満腹時は避けましょう。食後に行なうと、消化器系に集中している神経活動が分散してしまうため、消化不良を起こすことがあります。

第3章

「こり」と「痛み」が出たときの対処法

体への負担は、知らぬ間に蓄積している

痛まない、動ける体を維持するには?

ねこ背の人の多くは、なんらかの不調があっても、ひどい痛みがあらわれたり、にっちもさっちもいかなくなるまで「この程度ならいいか〜」と放置しがちです。

自分だけは大丈夫だと思っているのでしょうが、いまは違和感がなかったとしても、年齢を重ねるにつれて日常生活に支障をきたすリスクは大きくなっていきます。

けっして大げさではなく、「体の痛み」というのは問答無用で行動を制限し、生きる気力を奪っていくので、予防を心がけることは重要です。


ねこ背によって起こる体の不調や変調はすでに述べましたが、とくに日常生活に支障

をきたしやすい症状をあらためて整理しておきましょう。

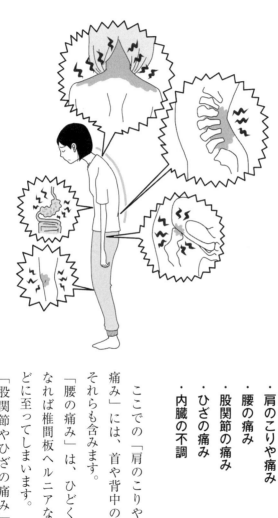

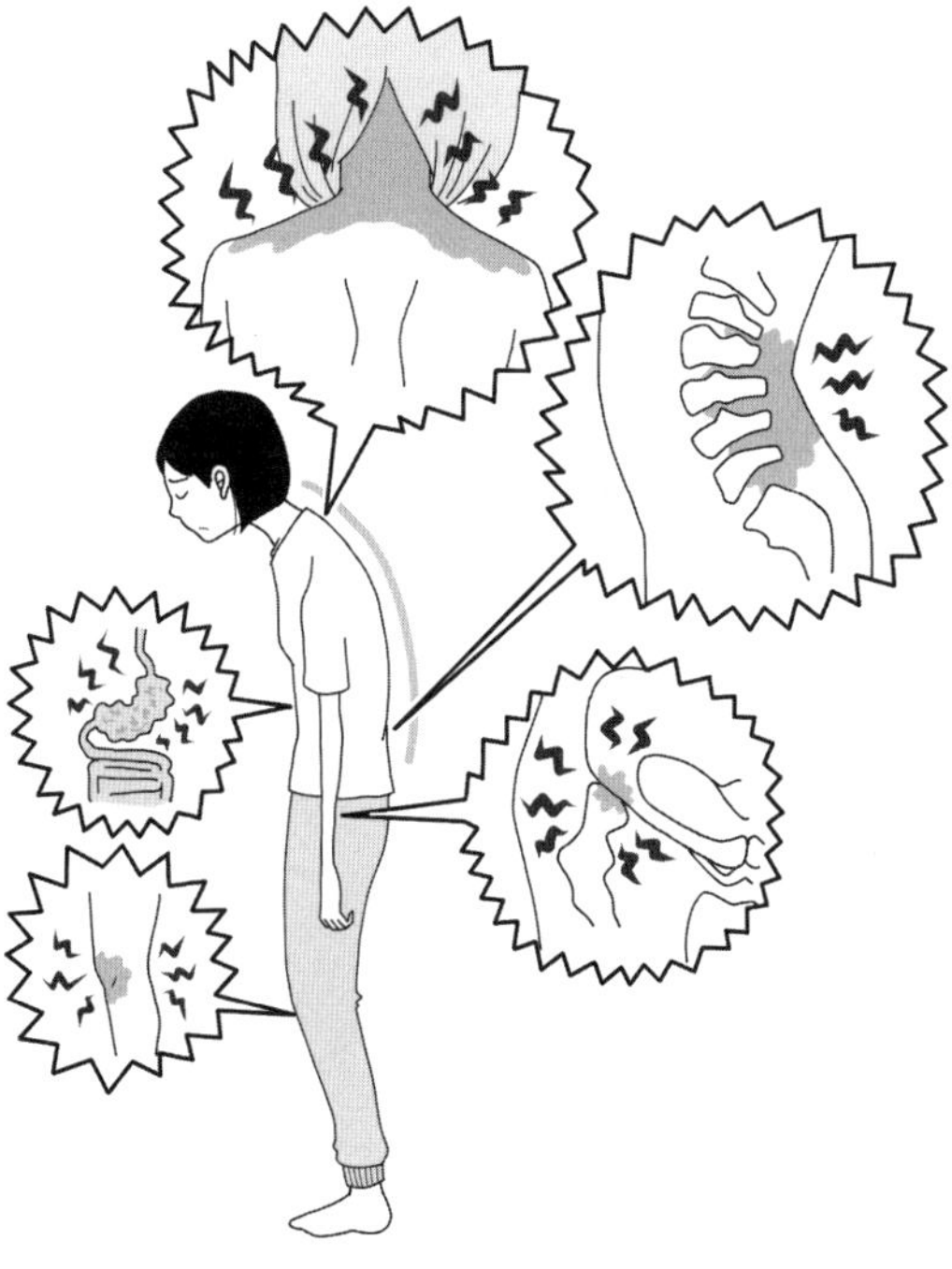

・肩のこりや痛み
・腰の痛み
・股関節の痛み
・ひざの痛み
・内臓の不調

ここでの「肩のこりや痛み」には、首や背中のそれらも含みます。

「腰の痛み」は、ひどくなれば椎間板ヘルニアなどに至ってしまいます。

「股関節やひざの痛み」

も、ひどい場合は歩けなくなってしまいます。

内蔵については、「ねこ背が内臓に影響する？」と思われる人もいるでしょうが、とくに胃の不調はねこ背が原因になっているケースが多く見られます。

まさに「たかがねこ背というなかれ」です。侮ってはいけません。

いま、体になんらかの不調があるなら、「ねこ背が原因かもしれない」と疑ってみてください。ねこ背を治すことで痛みなどが緩和される可能性があります。

不具合や気になる痛みなどがとくになくても、ねこ背による負担は知らぬ間に蓄積していくので油断できません。

あとで苦労しないためにも、予防に努めることをおすすめします。

この章では、体の各部位について、不調が起きるメカニズムと、実際に起きている痛みや不具合を緩和するための方法をご紹介します。

肩の「こり」と「痛み」はこうして起こる

背中の筋肉にムリをさせすぎている

前にも書きましたが、わたしたちの頭の重さは体重のおよそ10分の1、約5～6キログラムあります。普段、その重さを意識することはないでしょうが、ボウリングの球にたとえると10～12ポンドくらい。成人女性が使用する球に相当します。

これだけの重さをずっと支えているわけですが、人間の体はうまくできており、正しい姿勢であれば重さが分散され、ほとんど負担にはなりません。

しかし、ねこ背の人の場合、この重さが大変な負担になってきます。その結果生じるのが、首や肩、背中などの「こり」や「痛み」、「張り」なのです。

第1章でも述べた通り、ねこ背の人の頭は本来あるべきところよりも前に位置しています。それにともない首も前かがみになります。放っておくと、頭はどんどん前に倒れ込んでしまいます。

そうなると困るので、**首から肩、そして背中につながる筋肉が、まさに一致団結して頭を引っ張り、倒れこむのを防いでくれるのです**（左ページの図）。

頭が前かがみでも、それが一時的なことであれば、首から背中にかけての筋肉もすぐにもとに戻り正常を保つことができるので問題はありません。しかし、ねこ背だと常に引っ張っておく状態を強いられますから、不具合が生じてくるのです。

こった場所に痛みが生じる理由

まず、緊張状態（筋肉が引っ張られた状態）が続くと、筋肉がかたくなり筋肉内部の血管が圧迫されて血液の流れが悪くなります。

すると、筋肉に酸素が運ばれにくくなったり、疲労物質である乳酸が筋肉から運び出されにくくなったりして、新陳代謝がうまくすすまなくなります。

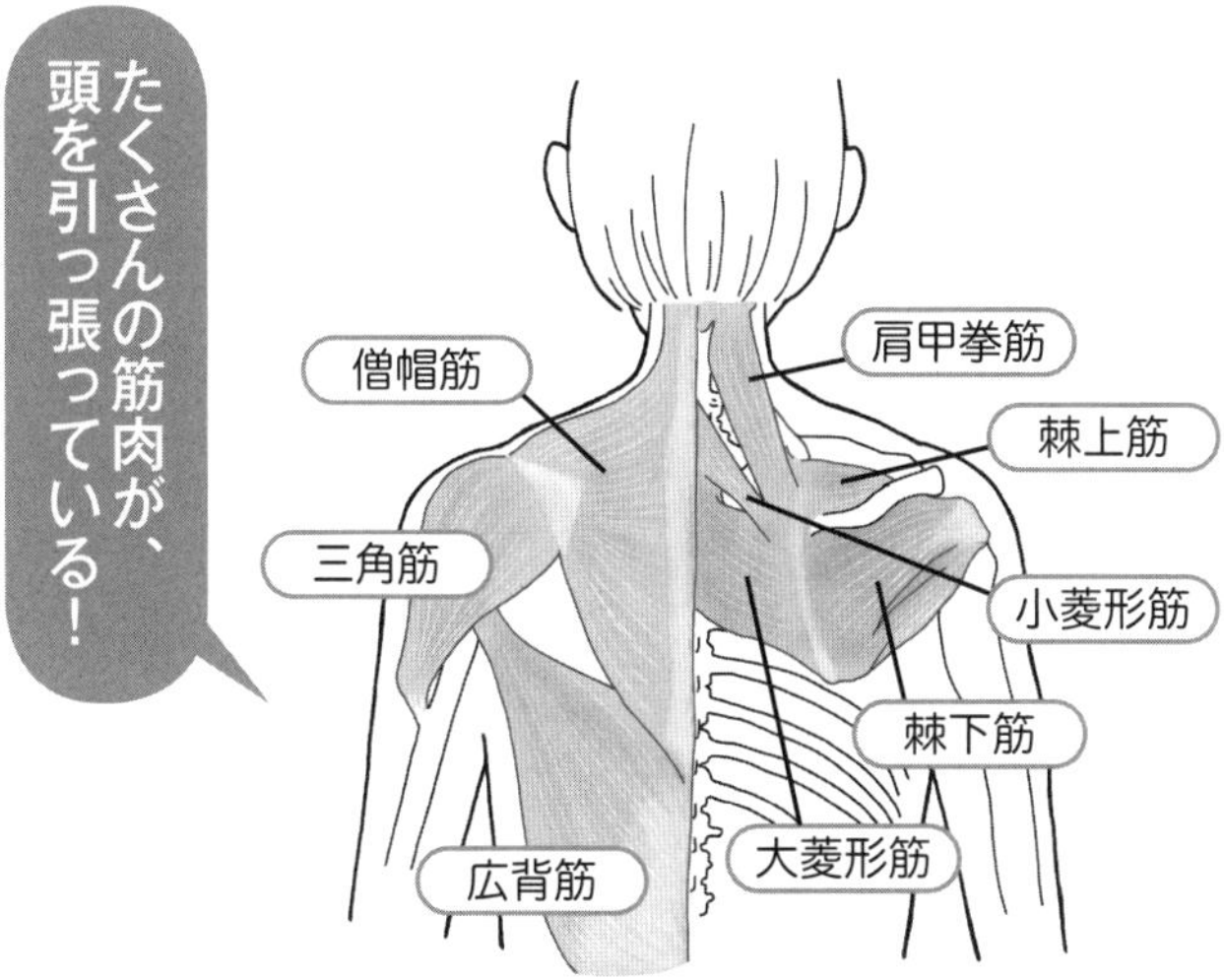
たくさんの筋肉が、頭を引っ張っている！
僧帽筋
肩甲挙筋
棘上筋
三角筋
小菱形筋
棘下筋
広背筋
大菱形筋

その結果、**筋肉に乳酸が蓄積して神経を刺激する原因となり、「こり」が生じるのです。**

さらに筋肉が引き伸ばされると、こりが痛みに変わっていきます。

普段の長さよりも異常に伸びた状態が続くと、筋肉を構成している繊維の一部が切断されます。これが「痛み」の原因です。

筋肉は筋繊維と呼ばれる細長い細胞の束でできており、4％程度伸びると、この筋繊維の切断が起こるといわれます。

首のこりや痛み、背中の張りも、発生

のメカニズムは同じです。肩だけでなく、首や背中の痛みが同時に起こることが多いのも、原因が共通しているからです。

あとでも触れますが、こうしたメカニズムが、いわゆる四十肩、五十肩といった状態にもつながっているのです。

「なで肩」の人は肩こりになりやすい

ところで、肩こりに悩まされるのは男性と女性ではどちらが多いと思われますか？

答えは女性。女性の場合、ねこ背が原因でない肩こりもけっこう混じっています。男性の肩こりや痛みは、重いモノを持つなど職業病的なものを除けば、ねこ背が原因の場合がほとんどです。

一方、女性の場合、ねこ背ではなく姿勢もよいのに肩こりに悩まされている人がすくなくありません。原因は「なで肩」です。

なで肩だと、首は長く、首から肩にかけての筋肉がつねに引き伸ばされやすい状態になっています。そのため肩の周囲の筋肉の血行が悪くなってしまうのです。

なで肩の人は、ねこ背の場合と同じく、できるだけ同じ姿勢を続けないように注意しましょう。なかでも前かがみの姿勢は、首から背中の筋肉を引き伸ばしますから、長時間続けないようにしてください。定期的に動くのがいちばんです。

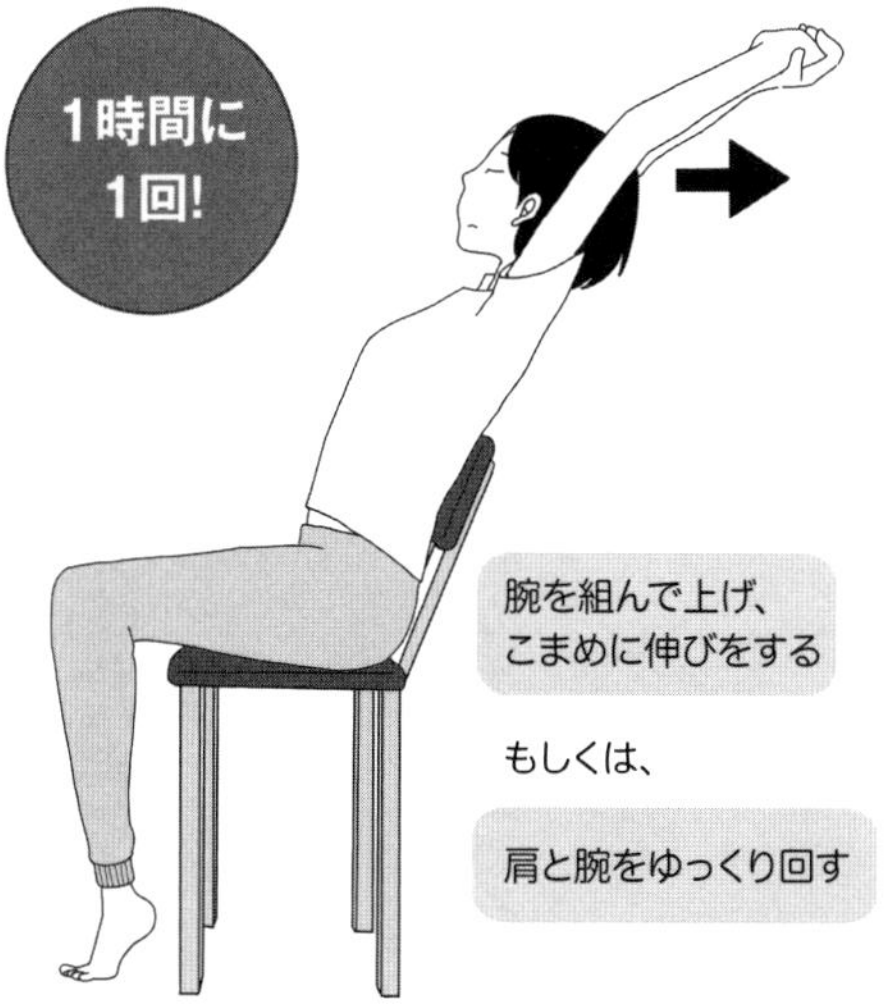
1時間に1回!
腕を組んで上げ、こまめに伸びをする
もしくは、
肩と腕をゆっくり回す

「デスクワークだから、なかなか席を離れられない」という人もいるでしょう。

そんな人には、こまめに手を組んで腕を上げ、伸びをすることをおすすめします。あるいは肩と腕をゆっくり、ゆっくり回す。

これを一時間にすくなくとも一回はしましょう。それだけで血行はよくなり、肩のこりを防ぐことができます。

肩や首に痛みが出たらどうする?

痛みの種類によって、対処法は変わる

実際に肩や首、背中などに痛みが生じてしまった場合、どうすればやわらぐのでしょうか。

じつはひと口に痛みといっても種類があり、大きくは「鈍痛」「鋭い痛み」「ズキズキする痛み」の3つに分けることができます。そして、痛みの種類によって、体に起こっている現象は異なります。それぞれ対処の仕方も異なりますから注意してください。

①鈍痛

文字どおり、鈍い痛みです。「重たいものが乗っかっているような痛み」と表現する

こともあります。血行不良が原因で、こりがひどくなった状態で起こります。

鈍痛には、患部を温めるのがいちばんです。蒸しタオルのようなものをあて、ジワジワと筋肉の緊張をゆるめ、血液の流れをよくしてください。

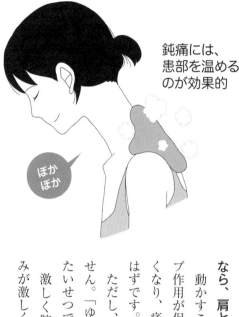

患部を動かすことも有効です。肩こりなら、肩と腕をゆっくり回してください。

動かすことで、筋肉が持っているポンプ作用が促され、徐々に血液の流れがよくなり、痛みがやわらぐのを実感できるはずです。

ただし、けっしてムリをしてはいけません。「ゆっくり、ゆっくり動かす」がたいせつです。

激しく腕を回したりすると余計に痛みが激しくなるおそれがあります。

②鋭い痛み

「刺すような」と表現されるような鋭い痛みは、先に説明した筋肉の緊張とは異なるメカニズムで起こります。ねこ背が原因である点は同じですが、血行不良ではなく、**神経が骨に挟まれて圧迫されることにより生じる痛みです**。

首の部分の頸椎、背中の部分の胸椎、腰の部分の腰椎からは、それぞれ左右に神経が出ています。

正しい姿勢だと、骨と骨の間にできる「神経が出ている孔」は十分な大きさが維持されていますが、ねこ背だとゆがみによって一部の孔が小さくなってしまいます。場合によっては骨と骨が神経を挟むようになり、激痛が走るのです。

この場合も、**患部を温めるのが適切な対処法です**。筋肉の緊張をゆるめ、やわらかくしていきます。

そのうえで**患部を「ゆっくり、ゆっくり」、慎重に動かしましょう**。いきなり動かすと痛みがひどくなるので要注意です。くれぐれも反動をつけたりしないでください。

また、動かすのは痛みが出る手前までです。痛みが出るほどまで動かさないようにしましょう。

何度も繰り返していると、筋肉の緊張がさらにほぐれ、動かせる範囲が広くなっていきます。「ゆっくりと動かし、ゆっくりともとに戻す」を繰り返してください。徐々に痛みもやわらぐはずです。

③ズキズキする痛み

「拍動の痛み」と表現することもあります。ズキズキ痛む、あるいはドキドキと血が脈打っているような激しい痛みが、突然起こるのが特徴です。

この痛みは、**炎症が激しくなると起こります**。いうなれば患部が「火事を起こしている」状態です。比較的早くおさまる痛みですが、何もしなくても（体を動かさなくても）痛みが続くのでかなりつらい症状です。

鈍痛や鋭い痛みと違って、**ズキズキした痛みの場合は、患部を温めてはいけません。冷シップあるいはアイシングなどを行ないます**。

鋭い痛みと、ズキズキした痛みは似ていますから、どちらか判断がつかないケースもあるでしょう。対処の仕方が異なりますから、その場合は、病院や整骨院などで診てもらってください。

慢性の肩こりには入浴が効果あり

慢性的な肩こりには、入浴も効果があります。血流をよくするからです。熱めのシャワーを併用すると、肩や周辺の筋肉の血行がよくなり、代謝も促されます。

①ぬるめのお湯（38～40度）に10分程度肩までつかり、全身をよく温めます。そのうえで、右手で左肩に、左手で右肩にと交互にお湯をかけます。

②熱めのシャワー（42度くらい）を首にあてながら首をゆっくり回します。

③そのまま熱めのシャワーを左右それぞれの肩にあてながら肩を回します。

②と③を5～10回繰り返します。

なお、**入浴時に体を洗うとき（流すときも）は、手先、足先など体の先端部分から心臓に向かって洗うようにしましょう。**

心臓から遠い部分ほど血流が滞りやすく、それが原因で血行不良になっていることもすくなくないからです。

肩こりに効きやすいツボ

ひどい肩こりに悩まされたときに、よく効くツボも紹介しておきましょう。

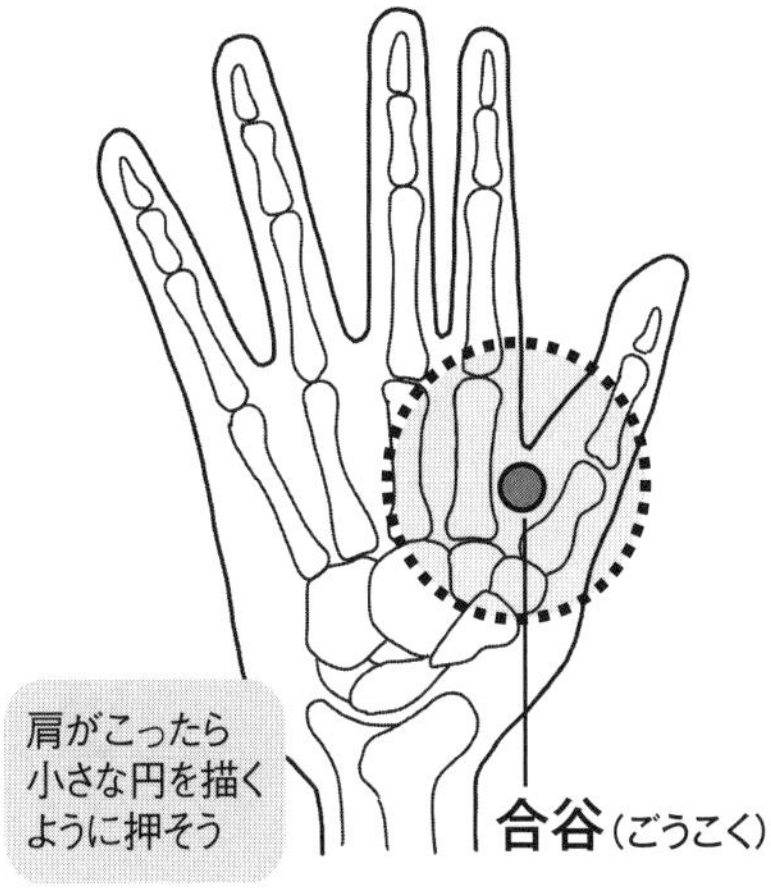

「合谷（ごうこく）」というツボで、手の甲の側、人差し指と親指の骨が合流するところからやや人差し指寄りにあります。

このあたりをさわると、〝くぼみ〟があるのがわかると思います。

親指で押したときジーンとくる箇所がそれで、ここを小さな円を描くように押すのがコツです。

なぜか腕が上がらなくなる四十肩、五十肩とは？

基本的には老化現象のひとつだが……

私がねこ背の治療を行なった方のひとりに、50代前半の専業主婦、Aさんがいらっしゃいます。

若いころはスポーツもする活発な女性でしたが、結婚し家事と子育てが生活の中心になって以降、運動からは遠ざかっていました。郊外に住んでいるため買い物もクルマですませることが多く、体を動かす機会がすくなくなったといいます。

趣味はインターネットを使って海外のきれいな風景を見ることで、日中はパソコンに向かっている時間が多いそうです。

そんなAさんが、肩に異変を感じるようになったのは3年ほど前でした。

最初は、すこし肩がこり気味という程度だったのが、徐々にひどくなり、1年前からは腕が上がりにくくなりました。

とくに右腕は、ひじをすこし上げただけ（45度くらい）で痛みが走ります。これでは洗濯物も干せないと悩んでいらっしゃいました。

このような症状は、一般的には四十肩、五十肩と呼ばれているもので、珍しいことではありません。

四十肩、五十肩はその名のとおり、40代、50代に起こりやすく、肩が自由に回せなくなったり、肩を動かすと激しく痛んだりする現象をいいます。ひどい場合は痛みで目が覚めることもあります。

老化現象のひとつでねこ背と直接の関係はないのですが、ねこ背の人の場合、肩のまわりの筋肉がかたくなり、腕を動かせる範囲（可動域）が狭くなります。

このため、関節の周囲にある筋肉がくっついたり擦れたりして炎症を起こしやすく、普通の人以上に、四十肩、五十肩になりやすい傾向があります。

ねこ背の場合は「巻き肩」に起因することも

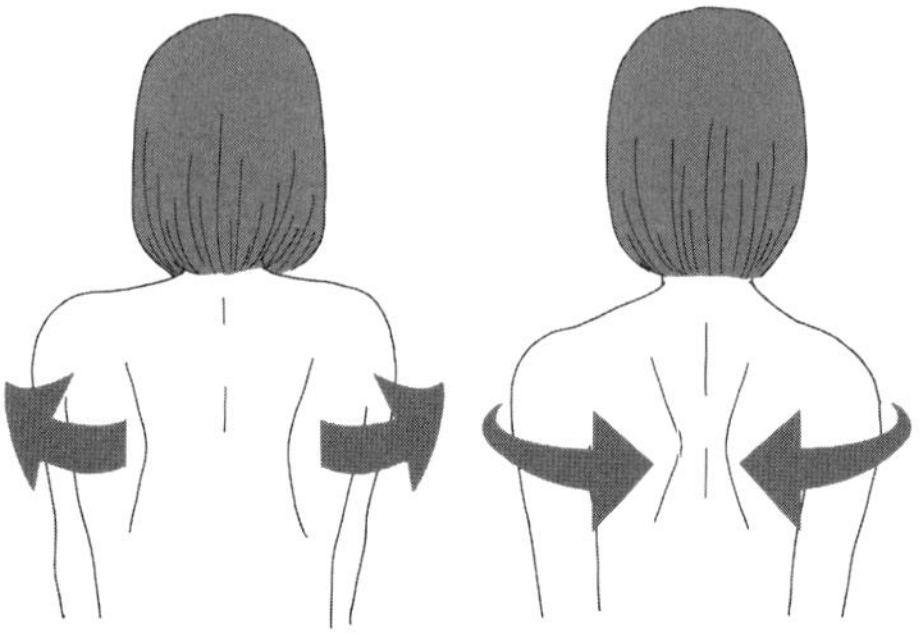

「巻き肩」には、肩甲骨を寄せる動作が効果が高い（第２章の羽ばたき体操にも含まれています）

ねこ背の方は基本的に巻き肩（両肩が内側を向いた状態）をともなっています。

日常的に長時間パソコンを見ているなど、前かがみの姿勢が習慣になると、起こりやすいのが、肩が内側に丸まってしまう「巻き肩」です。

「巻き肩」と「ねこ背」は同じものではありませんが、巻き肩の状態で筋肉がかたまってしまうと正しい姿勢がとりづらいので、結果的にねこ背になりやすくなります。

Ａさんの場合も、強い巻き肩になっており、関節まわりの筋肉がくっついたり擦れ

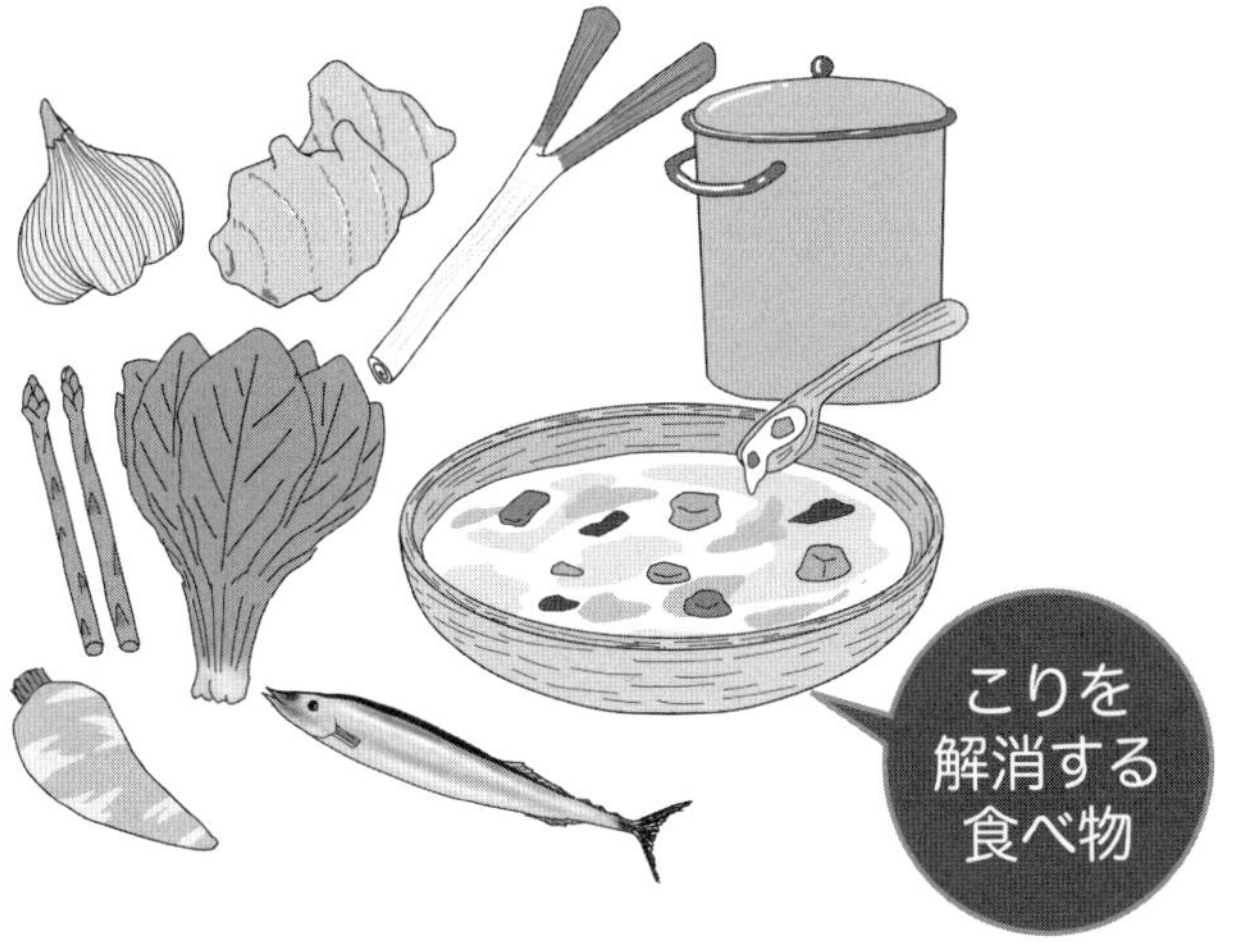

たりして炎症を起こしていました。

そこで、巻き肩の改善のため、肩まわりと肩甲骨周辺の筋肉をほぐすことから治療をはじめました。

併せてねこ背を治す施術も行なうことで、自然と腕が上がるようになり、家事にも支障はなくなりました。

いまでは運動不足解消のため、近所の友だちと一緒に、昔かじっていたテニスに汗を流しているといいます。

血行不良をよくする食事とは?

首や肩こりの主な原因は「筋肉の緊張・収縮による血行不良」です。血行がよくなれば、こりは解消しやすくなります。

ですから、筋肉をほぐすのと併せて、血の流れをよくする料理を食べることをおすすめします。

鍋物やスープ、シチュー、あるいはニンニクやショウガ、青ネギを使った料理などがよいでしょう。

野菜では、他にアスパラガス、ホウレンソウ、ニラ、ニンジンなど。

さんま、さば、ぶりなどの魚も血行をよくします。

ねこ背による腰痛にはタイプがある

とくにつらいのは「腰ねこ背」による腰痛

肩のこりや痛みと腰痛は、「現代日本の国民病」といわれます。実際、わたしどもの患者さんのほとんどが、肩か腰にひどいこりや痛みをかかえておられます。

とくに腰痛は「日本人の8割から9割が一生に一度はかかる」とさえいわれるくらいです。真偽のほどは定かではありませんが、腰痛経験者はかなりの割合にのぼるとわたしも実感しています。

男性女性を問わず、また若い人でも深刻な腰痛に悩まされている人が相当数います。

腰痛の原因はさまざまで、結石など内臓疾患からくるものもありますが、ねこ背が要因となっているケースが多いのは確かです。

そして、そのねこ背由来の腰痛も、第1章でご紹介したねこ背のタイプによって症状が違ってきます。順に説明していきましょう。

・腹ねこ背による腰痛

人間の体は首から腰、お尻にかけて通っている脊柱で支えられています。

脊柱は頸椎、胸椎、腰椎、仙骨、尾骨の5つの部分から成り立っており、きれいなS字を描いています。

腹ねこ背の人の腰痛は、このS字の下の部分（腰のあたり）がおなか側に深くえぐれ、カーブがきついため、神経が圧迫されて起こるのです。

ここで起こる痛みは、肩の痛みのところでも説明した「鋭い痛み（100ページ）」の典型例といえます。**ゆがみによって腰椎から左右に伸びている神経の孔の一部が狭まり、神経自体が挟まったり圧迫されたりしているわけです。**

痛みが生じたときは患部を温め、ゆっくりと体を前後に動かすなどして筋肉の緊張をゆるめましょう。くれぐれも反動をつけて体を動かさないよう注意してください。

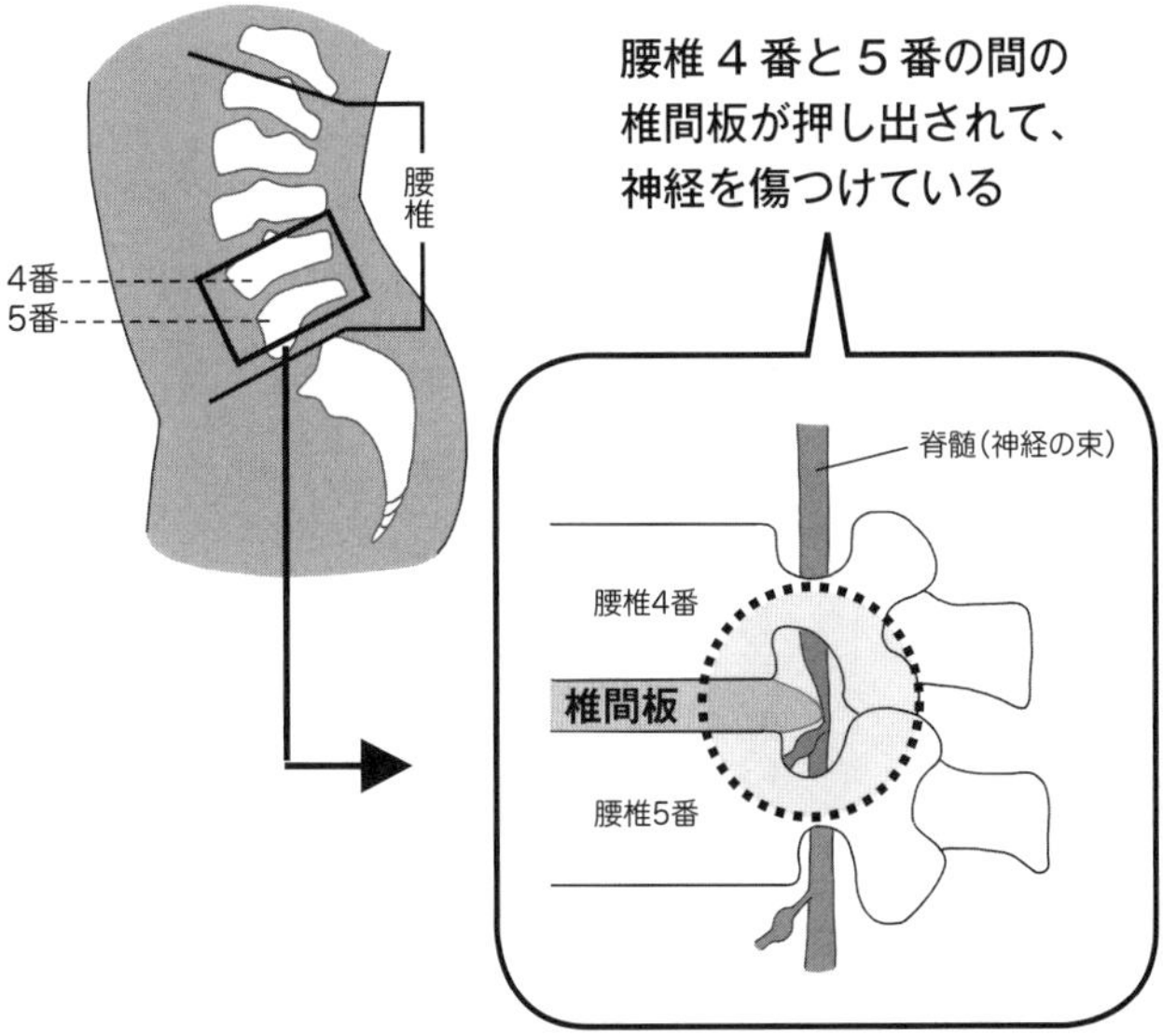
腰椎4番と5番の間の
椎間板が押し出されて、
神経を傷つけている
腰椎
4番
5番
脊髄（神経の束）
腰椎4番
椎間板
腰椎5番

・腰ねこ背による腰痛

腰ねこ背は、腹ねこ背とは逆にS字の下の部分の湾曲が失われた状態です。

脊柱がS字であることによって人間はうまく力を分散しています。これがまっすぐになるとどうなるか？

力は一か所に集中し、過度に負担がかかることになります。

上の図を見てみましょう。

腰椎の5つある骨のうち、下にある2つの骨（腰椎4番と5番）の間がとくに負担のかかる場所です。

ここにある椎間板（ついかんばん）

が大きなダメージを受けます。椎間板は、骨同士があたると痛いため、あたらないようクッションの役割を果たしています。

この椎間板の髄核（ずいかく）が圧迫されて、背中側に飛び出てしまった状態を「椎間板ヘルニア」といいます。

飛び出た椎間板の髄核が神経などを圧迫することで、歩行に困難をきたすくらい激しい腰痛（まさに激痛）やしびれを引き起こします。

なったことはなくても、名前くらいは聞かれたことがあるでしょう。とても怖い病気です。

椎間板ヘルニアのほとんどは、腰ねこ背が原因です。

そして、**この腰ねこ背による腰痛の痛みが、とくにひどくなりやりやすい**といえます。

腰ねこ背の人は、できるだけ早く治すことをおすすめします。

・ストレートネックによる腰痛

ストレートネックによる腰痛は、筋肉の緊張によって起こります。

人間の背中には、「最長筋（さいちょうきん）」と呼ばれる筋肉が走っており、これはまさしく人間の体のなかで最も長く、頭がい骨の後ろから腰のあたりの骨（仙骨＝骨盤の真ん中にある骨）まであります。

ストレートネックだと頭が前に倒れ前かがみで背中も丸まるため、この筋肉がぐんと引き伸ばされてしまいます。

痛みが起こるメカニズムは、肩こりと同じです。

引っ張られた状態が長く続くと筋肉はかたくなり、なかを走る血管が圧迫されて血液の流れが悪くなります。すると、筋肉への酸素の供給や老廃物の排出がスムーズにいかず、新陳代謝がうまくすすまなくなる、というわけです。

これが、こりや張りの原因となり、徐々に痛みに変わっていきます。

慢性的な腰の痛みを改善しよう

入浴の時間を有効活用する

腰痛には、慢性的なものと急性のものとがあります。

まずは、慢性的な腰痛に悩んでいる場合の改善方法をご紹介しましょう。

慢性的な腰痛の改善におすすめなのは、入浴時にストレッチを行なうことです。肩のところでも書いたように、入浴は血流をよくする効果があるうえ、浮力によって腰の負担は軽減されますから、慢性の腰痛対策にうってつけです。

筋力の衰えが腰痛の原因であることも多いですから、軽い腰の体操を組み合わせて行なえば、入浴の効果は一段とアップします。

①ぬるめのお湯（38〜40度）に10分程度肩までつかり、全身をよく温めます。その後、湯船のなかでバスタブの片側を両手で持ち、腰をゆっくりひねります。腰を持ち上げたり戻したりするのも効果的です。

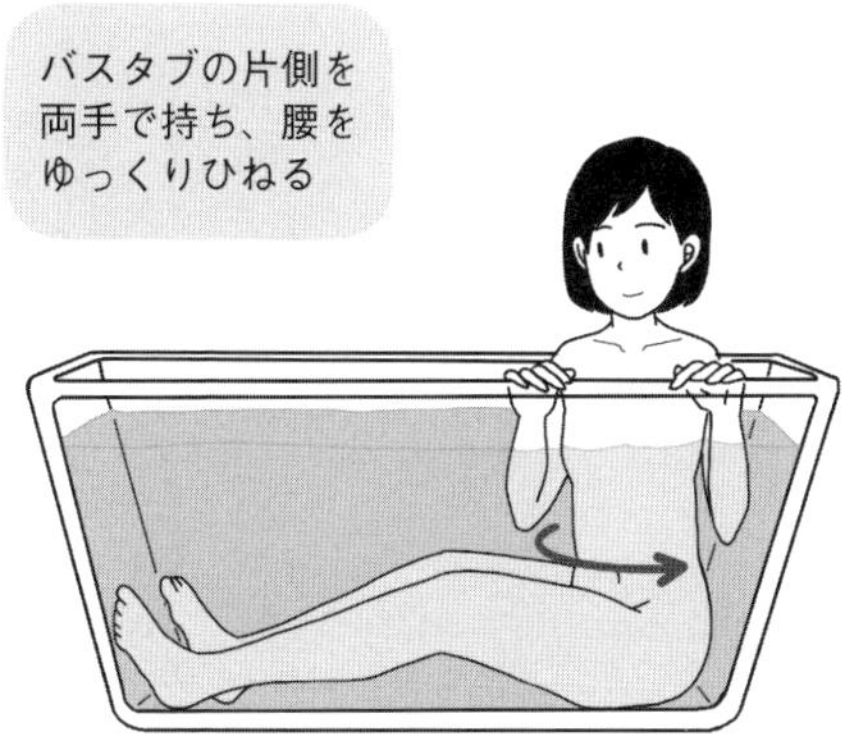

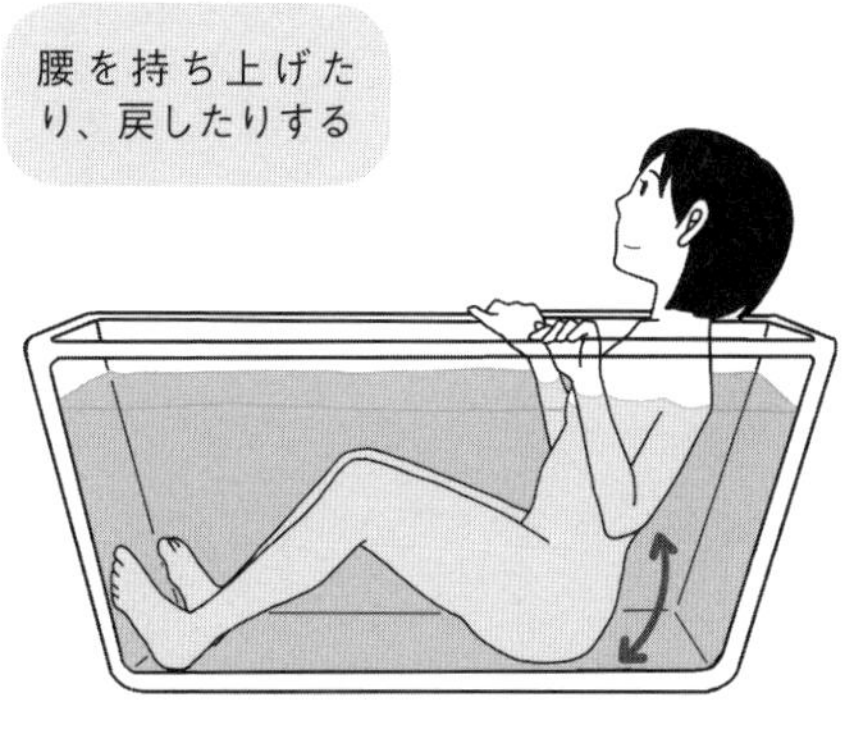

②腹筋運動をします。
入浴後、仰向けに寝転がります。両足を肩幅くらいに開き、ひざを立てます。その姿勢からゆっくりと起き上がり、5秒間キープ。そしてゆっくりと上体を床に戻します。10回程度からはじめて徐々に回数を増やしていくとよいでしょう。

③背筋運動をします。
仰向けで両ひざを抱え、ひざをゆっくりと胸に近づけたり戻したり。この動きを10回程度繰り返します。


入浴後は関節や筋肉がほぐれていますから、エクササイズ効果が高く、症状を軽減させます。腰痛予防にもつながります。

ただし、**こうした運動をおすすめするのは、あくまでも慢性的な腰痛のときにかぎられます**。

この後説明するぎっくり腰やスポーツで腰をひねって痛むときなどは、逆効果になることがあるため、行なわないでください。

デスクワークの合間に「足踏み」する

デスクワークの合間や寝起きなどに、やや速めのペースで1〜2分間足踏みをするのもおすすめです。

「大腰筋（だいようきん）」と**「丹田（たんでん）」**を意識しながら行なってください。続けていると大腰筋が鍛えられます。

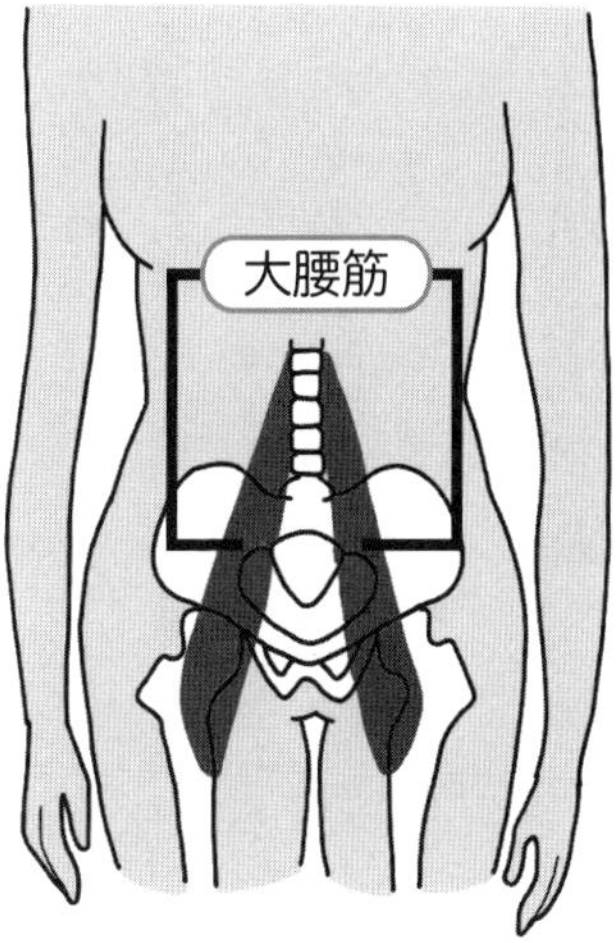

「大腰筋」とは、簡単にいえば、みぞおちと太ももの付け根をつなぐ筋肉です。

体の深層にあるため、実際に触れることはできません。

大きな歩幅で歩くために欠かせないインナーマッスルで、普段からねこ背だったりすると、大腰筋は使われずに衰えてしまいます。

大腰筋を鍛えることは、腰痛だけでな

くねこ背の改善にもつながります。

一方、「丹田」は、へそ下8~9センチの位置にあります。

武道などでよく「臍下（せいか）丹田に力を入れろ！」といわれるように、ここに力を入れると元気になり勇気がわくとされています。丹田に力を入れると大腰筋が鍛えられるのは、引き伸ばされた大腰筋が、ちょうど丹田の位置に近いからです。

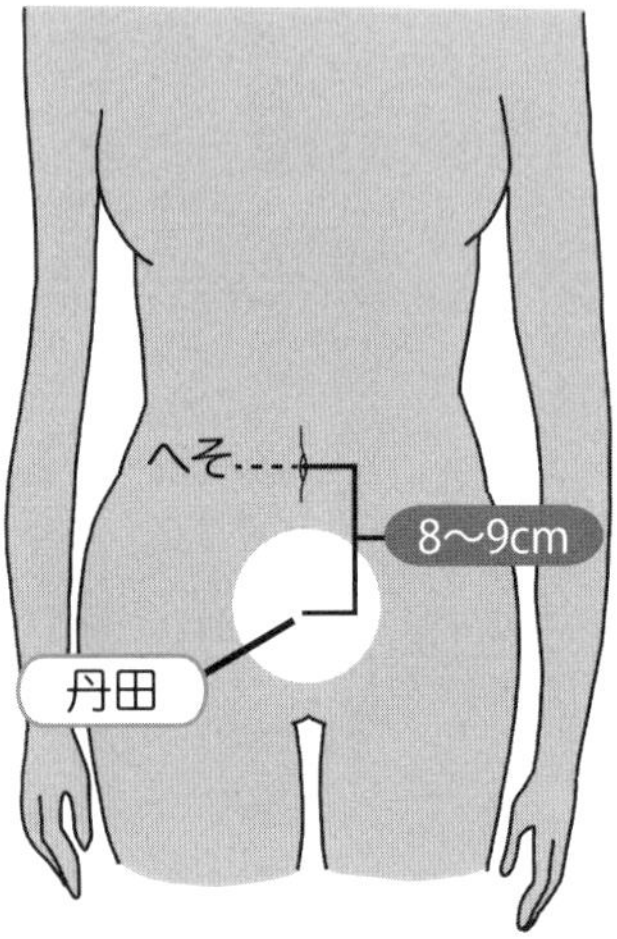

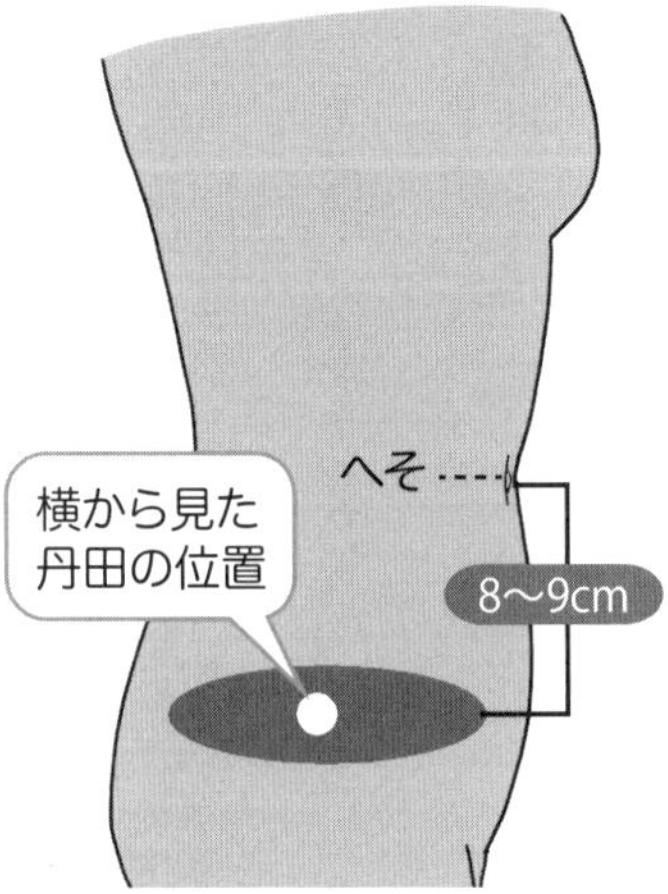

寝るときにひざを立てると回復しやすい

その他、睡眠時は、ひざを立てるか、ひざの下に枕や布団などを挟むと、腰にかかる負担が減ります。

脊柱はS字状になっていますから、仰向けに寝ると本来は腰の部分がすこし浮いた状態になるのですが、腰に疲れがたまると自然にできるすき間がなくなるケースが多く、そうなると腰部が圧迫され筋肉の血行が悪くなります。

ひざを立てるなどして腰をラクな状態にすれば、筋肉の緊張はやわらぎ、酸素と血液の供給が円滑になります。腰部筋肉の疲労回復につながるのです。

自力では治せない――たとえば眠っても腰痛がおさまらず、起きてからも続く――というような場合は、自然治癒力が低下しています。

そういうときは、整体の治療を受けるようにしましょう。

急性の腰の痛みを改善しよう

「ぎっくり腰」と「ねこ背」の関係

急性の腰の痛みといえば、「ぎっくり腰」が連想されるでしょう。

突然起こる、ひどい腰痛を総称して「ぎっくり腰」といいます。

ぎっくり腰は、なんの前ぶれもなく起こるわけではありません。

腰部の筋肉疲労の蓄積によって起こるものです。

疲労によって腰まわりの筋肉がかたくなり、それに連動して骨の動きも徐々に鈍くなり、限界に達すると〝ぎっくり〟くるのです。

筋肉に大きな負担がかかっているねこ背の人は、いうまでもなく人一倍筋肉が疲労しています。その分、ぎっくり腰になりやすいので、より注意が必要なのです。

とはいえ、実際にぎっくり腰になってしまったらどうしたらいいのでしょうか。

ぎっくり腰になったときは、とにかく安静にしておくことです。腰に負担がかからないように次の姿勢をとるようにしましょう。回復を早めるのに効果的です。

・痛いほうの腰が上になるように、ゆっくりと横向きに寝る

・床と足の間に座布団などを挟んで足の位置を高くし、頭から足まで体をまっすぐに保つ

これで痛みがすこしはやわらぐはずです。**痛いところを氷嚢やアイスパックを使ってアイシングし、落ち着いたら専門の医療機関に行くようにしてください。**

急性の腰痛に効くツボ、慢性の腰痛に効くツボ

ちなみに急性の腰痛に効くのが、「腰腿点（ようたいてん）」と呼ばれるツボです。腰腿点は2か所あって、ひとつは人差し指と中指の骨が合わさるV字谷のところ、もうひ

とつは薬指と小指の骨が合わさるV字谷のところにあります。

指の股からこのあたりを、別の手の親指と人差し指で強くゆっくりマッサージしてください。

慢性の場合は、「委中（いちゅう）」を刺激するとよいでしょう。委中はひざ関節の裏側、シワの真ん中にあります。強く刺激すると効果的です。

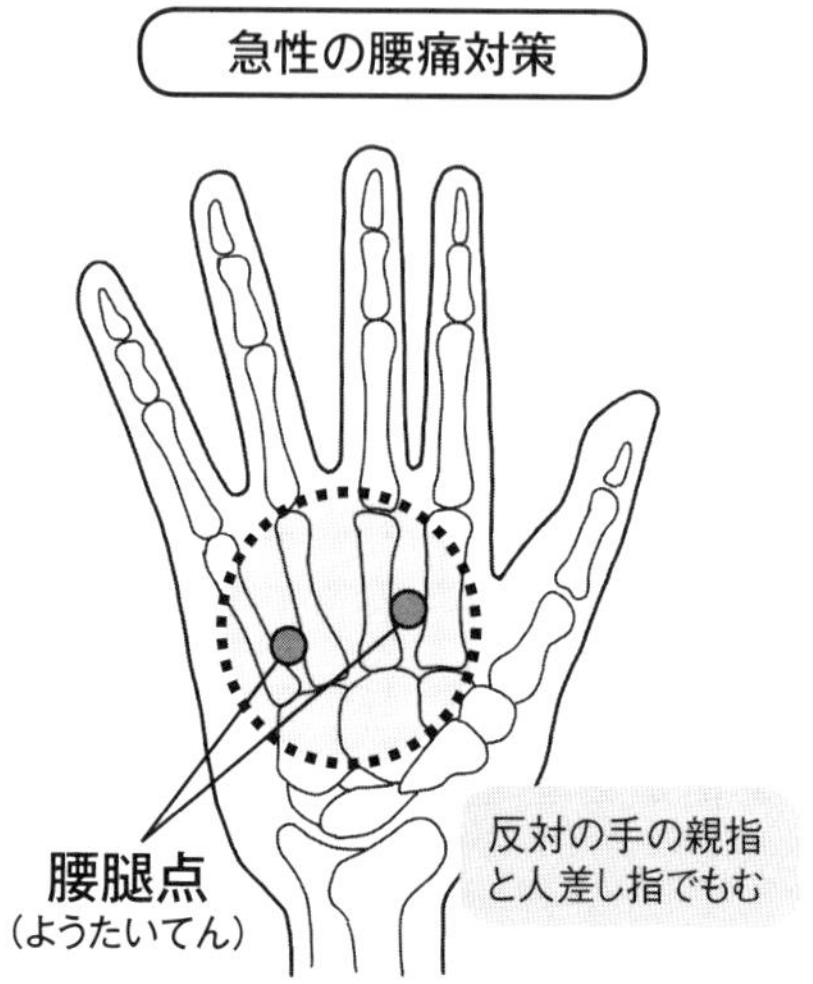
急性の腰痛対策
腰腿点
（ようたいてん）
反対の手の親指
と人差し指でもむ

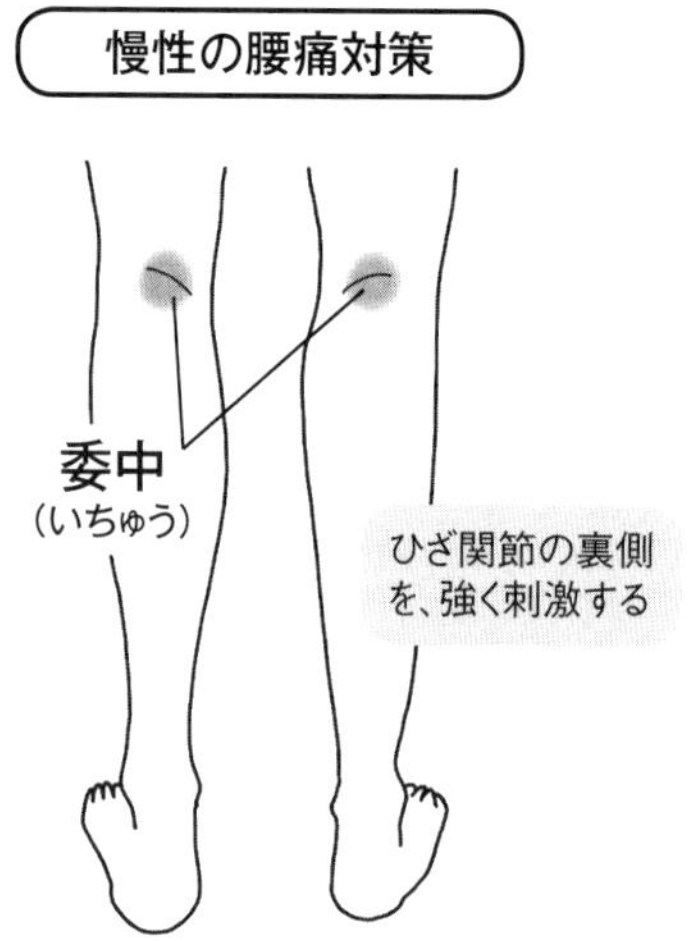
慢性の腰痛対策
委中
（いちゅう）
ひざ関節の裏側
を、強く刺激する

痛いというほどではないけれど…というときの注意点

日常生活で、痛いというほどではないけれど、**「すこし違和感がある」「腰の調子がよくない」**という状態を経験した人もいるでしょう。

こういう状態を改善するには、なるべく体の重心を意識して動作を行なうようにしましょう。

たとえば床に落ちているモノを拾うとき、ほとんど上半身だけを右左前方に傾け、腕を伸ばしていませんか？　すると腰の筋肉や椎間板への負担が一部に偏り、バランスが崩れるのでよくありません。

そうではなく、**腰を落として拾いましょう**。こうすれば重心があまりずれません。「重心をなるべく真ん中においたままで」と意識するだけでも、ぐんとバランスはよくなります。さっそく今日からはじめてください。

運動不足の人ほどねこ背がひどくなる理由

「同じ姿勢」のまま筋肉がかたまってしまう

1年前にリタイヤされた60代男性のBさん。ひどい腰の痛みを訴えて来院されました。極端に姿勢が悪く、背中はまさに「まん丸」。頭もかなり前に出ています。重度のねこ背でした。

姿勢が悪くても適度に体を動かしていれば、筋肉がほぐれ血行もよくなりますからまだいいのです。

しかし、経理畑だったこともあり、**ほとんど机から離れず、同じ姿勢（しかも極端に悪い姿勢）で何時間も椅子に座るという生活を、約40年続けてこられました。**

その結果、背筋を伸ばすのに必要な筋肉がガチガチにかたくなり、来院された時点では、自分で姿勢を正したり、腕を大きく回したり、軽い運動をすることもむずかしくなってしまっていたのです。

こういうケースでは、肩まわりや肩甲骨周辺の筋肉の可動域を徐々に広げていくことが基本になります。

関節周辺の筋肉をもみほぐすとともに、座った状態で体を前後左右にゆっくり動かすなどの施術を行なって、筋肉バランスをよくしました。

長年の習慣で狭くなった可動域をもとに戻すには多少根気が必要です（癒着が起きたりしていることもあります）が、何度か施術をかさね、体が自由に動かせるようになるにつれて、血行がよくなり、多くの場合、痛みは自然とおさまっていきます。

Bさんには、施術と同時に体操やストレッチの指導を行ない、日常生活のなかでも意識して体を動かすようにつとめてもらいました。

その結果、4か月の努力が実り、腰痛がなくなったのはもちろん、以前よりずっと身軽に動けるようになられて、いまでは家庭菜園づくりに精を出しておられます。

30歳をすぎたら「筋肉量」のメンテナンスが必要

この事例は、長年の習慣によってねこ背がひどくなったケースですが、じつは習慣以外にも重大な問題があります。

筋肉がかたくなるのは、長期にわたって同じ姿勢を続けていることもあるのですが、その前の段階で「筋肉量が減っている」という問題があることが多いのです。

Bさんのように、**あまり運動をしない人は、30歳くらいになると筋肉量が年々0・5〜1%程度ずつ減るというデータがあります。**

筋肉量が低下すると正しい姿勢を保ちづらくなり、ゆがんだ姿勢をラクに感じるようになります。これが、ねこ背が固定化する発端です。

オフィスワークが中心の人、休みの日はゴロゴロしてすごすような人は、どうしても筋肉量が減っていきます。

また、過度のダイエットもよくありません。不足した糖分を補おうと、体は筋肉を分解して糖分をつくり出します。そのため筋肉量が著しく減るのです。

こうしたことがねこ背や腰痛につながるので、柔軟で痛みのない体を保つには、体を動かして筋肉量を維持する意識が必要です。

減った筋肉が自然に増えることはありません。ご注意ください。

ただし、矛盾するようですが、**ねこ背を治そうと過度の筋トレに励むのは、必ずしもおすすめできません。**ほどほどを心がけていただくのが安全です。

体を支えるためには一定の筋力が必要ですが、わたしたちの体は筋肉だけで支えられているわけではありません。

ゆがみのない骨や重心のバランスが合わさって姿勢は保たれます。筋力だけで姿勢を正そうとしてもうまくいきません。現に、胸部や腹部の筋肉に比べて、背中の筋肉が発達しすぎてねこ背になるというケースもあります。

筋トレに励みすぎると、腰やひざなどを痛めたり、余計な筋肉がついてしまったり、弊害が生じることもあります。

もし、ねこ背の改善とは別の目的であっても、ハードな筋トレを行なう際は、念のためプロのインストラクターなどの助言を得ておくことをおすすめします。

股関節の痛みはどうして起こる？

骨盤のゆがみが、周辺の筋肉の硬化を引き起こす

ねこ背の人は、脊柱のS字がきつかったりゆるかったりして、きれいなカーブが描けていません。

それが骨盤にも影響を与え、骨盤が前や後ろに傾いていることがあります。

股関節痛は、この骨盤のゆがみがひとつの原因となって起こるのです。

股関節は、骨盤と大腿骨（だいたいこつ・太ももの骨）が合わさっている部分にあたります。可動域はとても広く、前後・左右・上下に動かすことができます。

ところが骨盤が傾くと可動域は狭くなり、自由を奪われてしまいます。

肩や腰のところでもご説明したとおり、姿勢が悪いと筋肉に大きな負担がかかり、負

担がかかった筋肉は徐々にかたくなっていきます。

股関節に関しては、とくにお尻の筋肉――なかでも中殿筋（ちゅうでんきん）の硬化が痛みを引き起こします。中殿筋は、数あるお尻の筋肉のなかでもとりわけ重要な存在で、短い筋肉ですが、股関節を安定させる働きをしています（次ページ図を参照）。これがかたくなると股関節の動きは制限され、それがさらに他の筋肉に悪い影響を及ぼし、その連鎖によって痛みが起こるのです。

また、股関節のまわりには、中殿筋のような短い筋肉ばかりではなく、骨盤からひざあたりまで伸びる長い筋肉も複数あります。大腿直筋、大腿二頭筋などです。これらも股関節を安定させる役目を果たしています。

これらの長い筋肉がかたくなると、大腿骨を過度に押さえつけるようになります。大腿骨の骨盤と接する側は、こぶしのような形をしています。それを軟骨（やわらかい骨）がおおっているのですが、過度に押さえつけると軟骨はすり減ったり、（すき間がなくなって）押しつぶされたりします。これも激しい痛みを引き起こします。

股関節そのものがゆがんでいることもある

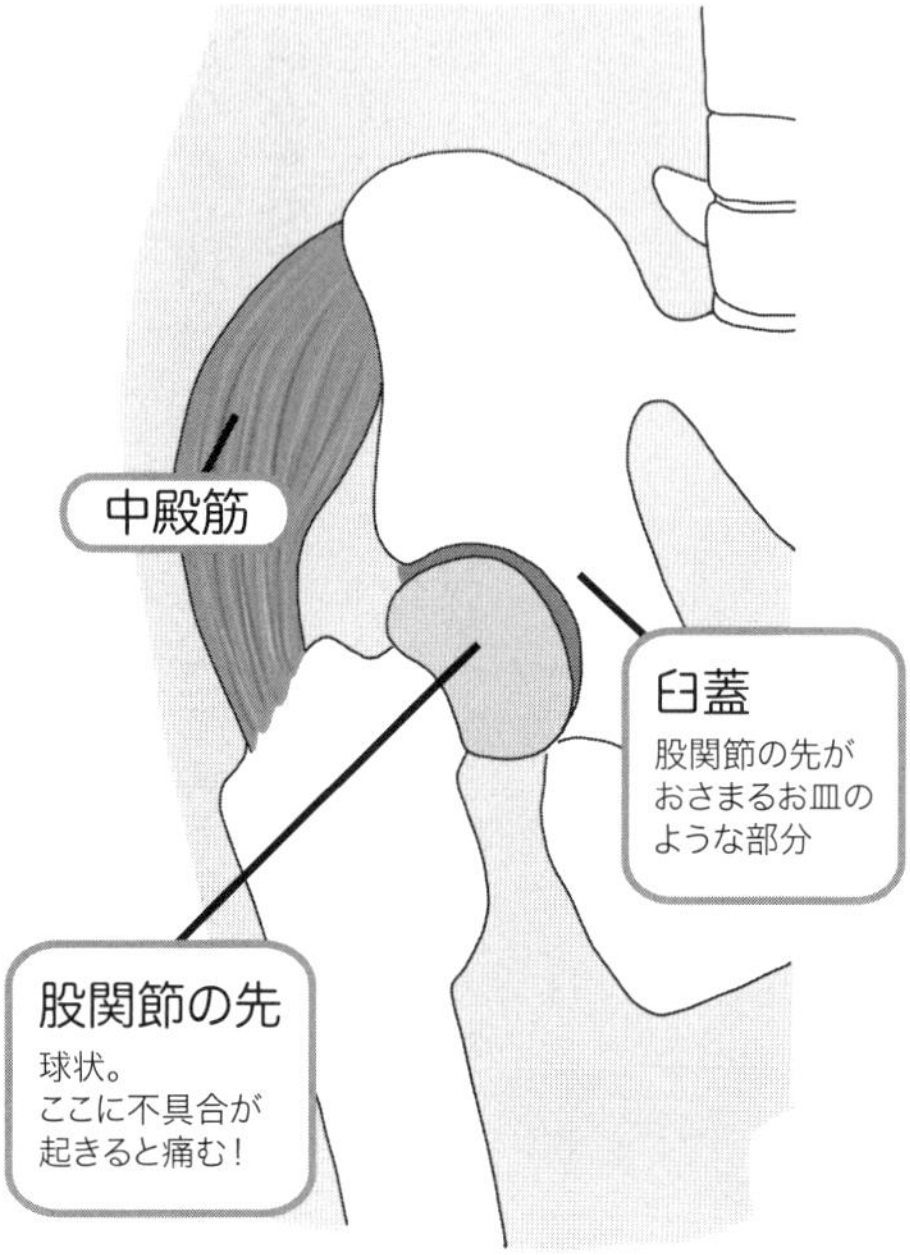
中殿筋
臼蓋
股関節の先が
おさまるお皿の
ような部分
股関節の先
球状。
ここに不具合が
起きると痛む！

　さらにもうひとつ、股関節そのものに問題が生じて痛みが起こることもあります。

　股関節の先は、「臼蓋（きゅうがい）」という、お皿のような部分におさまっています。

　ところが、なんらかの原因によって位置がずれたり、ねじれたり、つまったりすることがあります。

これが「股関節のゆがみ」です。

骨自体がゆがむのではなく、関節がずれてゆがみ、痛みが生じるのです。

このゆがみも、原因をさぐると、やはりねこ背姿勢が源になっているケースが多くみられます（ちなみに整体では、股関節にゆがみがあった場合、股関節の先をミリ単位で調整し、ずれやゆがみを治す、あるいはすき間をつくる施術を行ないます）。

このように、股関節痛には、股関節まわりの筋肉硬化による痛みと、股関節そのもののゆがみによる痛みの２つがあります。

ただし、このうち、どちらかひとつだけが起こるというケースはほとんどありません。ねこ背の人はとくに、両方の痛みがともなうことを覚悟しておくべきでしょう。

股関節の痛みを改善しよう

股関節まわりの筋肉をほぐすストレッチ

股関節の痛みは、「股関節まわりの筋肉の硬化」によるケースと、「股関節そのもののゆがみ」による場合とがあることはおわかりいただけたかと思います。

ここでは、前者の痛みを防止するための、股関節まわりの筋肉をほぐす、簡単なストレッチをご紹介しておきましょう。とても簡単です。

①椅子に浅めに座る
②座ったまま、かかとが床につくように足をまっすぐ前に出す
③かかとを床につけた状態で、足先を上に向け、ゆっくり体を前に傾けていく

これで腿（もも）の前と裏にある長い筋肉が伸び縮みし、筋肉のポンプ作用で血液の流れがよくなります。ポイントは、「呼吸を止めないこと」、「痛くなる手前でやめること（心地よいと感じる程度）」です。

股関節に「ちょっとおかしいかな」と違和感をもったら、このストレッチを試してみてください。

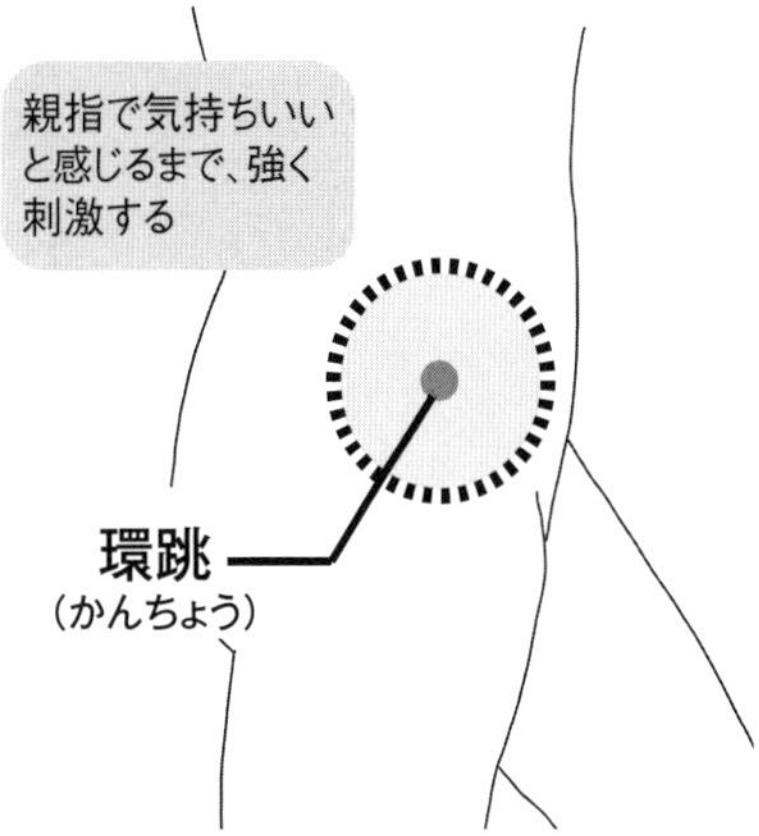

股関節痛に効くツボ

股関節痛に効くツボもご紹介しておきましょう。「環跳（かんちょう）」と呼ばれるツボがそれで、立ったとき、お尻の脇にできるくぼみにあります。

親指を使って、気持ちいいと感じるまで強く刺激しましょう。

股関節痛の10人に9人は女性

股関節痛は、症状が出る10人のうち9人は女性といわれるほど、女性に多くみられるものです。とくに40代、50代の女性は、注意していただきたいと思います。股関節に違和感を覚えたら、できるだけ早く病院や整骨院で診てもらい、早期治療に努めましょう。

女性に多い理由としては、男性にくらべて骨盤が大きい、股関節周辺の筋力が弱いといったことがあげられますが、横座りすることが多いことも要因のひとつではないかとわたしはみています。

畳の部屋では、たいていの男性はあぐらをかきます。あぐらだと股関節はあまりねじれませんし、ねじれが生じても左右ほぼ同じです。

ところが女性は横座りします。横座りだと、左右どちらかにねじれ、しかもあぐらよりもねじれがきつい。さらに同じ向きに足を出しますから、片方の筋肉への負担が大きくなります。

股関節痛の原因はひとつとは限りませんが、普段の動作のクセが積み重なって発症することが多いのです。

日常生活では、なるべく洋式の生活を心がけましょう。**たとえば横座りはできるだけしないといったように、普段の動作を意識して改めることで、股関節痛を未然に防げる可能性が高まります。**

歩きやすい靴を選び、運動不足を防ぐ

また、股関節が痛くなると運動不足になりがちです。

それほど痛まなくても階段の上り下りは億劫になりますし、歩幅も小さくなりますから、足の筋肉は衰えやすくなります。そして疲れやすくなるなど悪循環に陥ります。

もし股関節に違和感をもったら、まずは靴が足に合っているかを確認して、より歩きやすいものに変えてください。歩行は股関節に大きな負担をかけます。足に合わない靴だと、ますます負担が大きくなります。

具体的には、つま先の細い靴やハイヒールは避け、かかとがしっかりしたスポーツシ

ユーズやウォーキングシューズで歩く、それもよく歩くようにすると、股関節痛に悩まされにくい体をつくることができます。

ちなみに、**底がフラットでやわらかい靴で歩くときは、足首や足の指のつけ根の部分を動かしています。足の裏全体を使って地面を蹴るような動かし方です。**こうした動きは、ふくらはぎなどの筋肉と連動して、足を流れる血液の循環をよくします。

一方、つま先の細い靴だと、足の指が締めつけられ固定された状態になります。ハイヒールだと、さらにつま先立ちになりますから、足首の動きがすくなくなります。

そのため血液やリンパの循環機能が低下してしまうのです。これは足のむくみにつながります。ハイヒールの場合は、ふくらはぎやすね、さらには腰にも負担がかかります。

「すこし遠いかな」という程度の距離なら、車ではなく自転車を使うようにするのもいいでしょう。ペダルをこぐ動きは、股関節の動きをよくするのに効果的です。

ひざの痛みを改善しよう

ひざをまっすぐに伸ばせるかが分岐点

ねこ背は上半身のゆがみだから足の痛みには関係ない……。

そう思っている人も多いでしょう。

しかし実際は、ひざや足首にかなり悪い影響を与えます。

40代、50代で「ひざが痛くて、歩くのもつらい」という人は、まずねこ背だとみてまちがいありません。

ねこ背の人のなかには、ひざをまっすぐに伸ばせない人が大勢いらっしゃいます。

その点、ひざが伸びきっている人は、筋肉に力をかけなくても、まっすぐに立つことができます。重い頭を支える背骨のS字カーブもそうですが、人間の体の構造というのはじつによくできているな、と感心させられます。

「自分はねこ背だな」と自覚のある人は、試しにひざをまっすぐ伸ばして立ってみてください。体の重心をすこし前に移動させただけで、ひざを曲げなければ体が倒れそうになるはずです。

ひざが曲がった状態だと、体にかかる力をうまく分散できず、結果、一部の筋肉に過度の負担がかかるようになってしまいます。半月板などひざの部位の位置も微妙にずれてしまうのです。

負担がかかり疲労した筋肉は徐々にかたくなります。

それにより血管が圧迫されて、血液の流れが悪くなります。

筋肉への酸素の供給や老廃物の排出もスムーズにいかなくなり、新陳代謝がすすまなくなります。その状態がさらにすすむと……。ひざの曲げ伸ばしがスムーズにいかない、痛みが生じるようになる、というわけです。

実際、骨盤が後ろに傾いていることによって、股関節まわりや足の筋肉がかたくなり、腿の裏の筋肉はカチカチ、その影響で、ひざを伸ばそうとすると激しい痛みが走るといった症状を抱えた方はよくいらっしゃいます（私が診察した事例では、週1回、1か月弱の通院でひざが少しずつ伸びるようになり、4～5か月で歩行に支障をきたさない程度に回復したものがあります）。

股関節のねじれがひざや足首にも痛みをもたらす

股関節のねじれも、ひざに悪い影響を及ぼします。

腿の骨と筋肉はひざにつながっていますから、当然のことです。

腿の骨や筋肉のねじれは、ひざの周辺の筋肉を過度に伸ばしかたくしていきます。

そして、ひざの筋肉がかたくなると、すねの骨と筋肉によってつながった足首も悪くなります。痛みが飛び火する危険性があるのです。

股関節からひざ、そして足首へ。こうなると歩くこともままなりません。どこかで負の連鎖を断ち切らなければ日常生活が送れなくなってしまいます。

腿の前、裏、内側の筋肉ストレッチ

もしもひざに違和感を覚えたら、次のストレッチを試してください。腿の前と裏、そして内側の筋肉をほぐして痛みを緩和します。

〈腿の裏の筋肉のほぐし方〉

これは股関節痛対策と同じです。132ページをごらんください。

〈腿の内側の筋肉のほぐし方〉

これは2つご紹介します。

・お風呂に入ったとき、湯船のなかで腿の内側の筋肉を指でつまんでもみほぐす。痛くならない程度に、まんべんなくマッサージするのがコツ。

・お相撲さんがやる四股（しこ）のように、大きく股を開いて、ゆっくりと腰を落としていく。片足ずつ上げ下ろしする必要はなく、股を開いて腰を落とすだけで腿の内側の筋肉をほどよく伸ばすことができる。

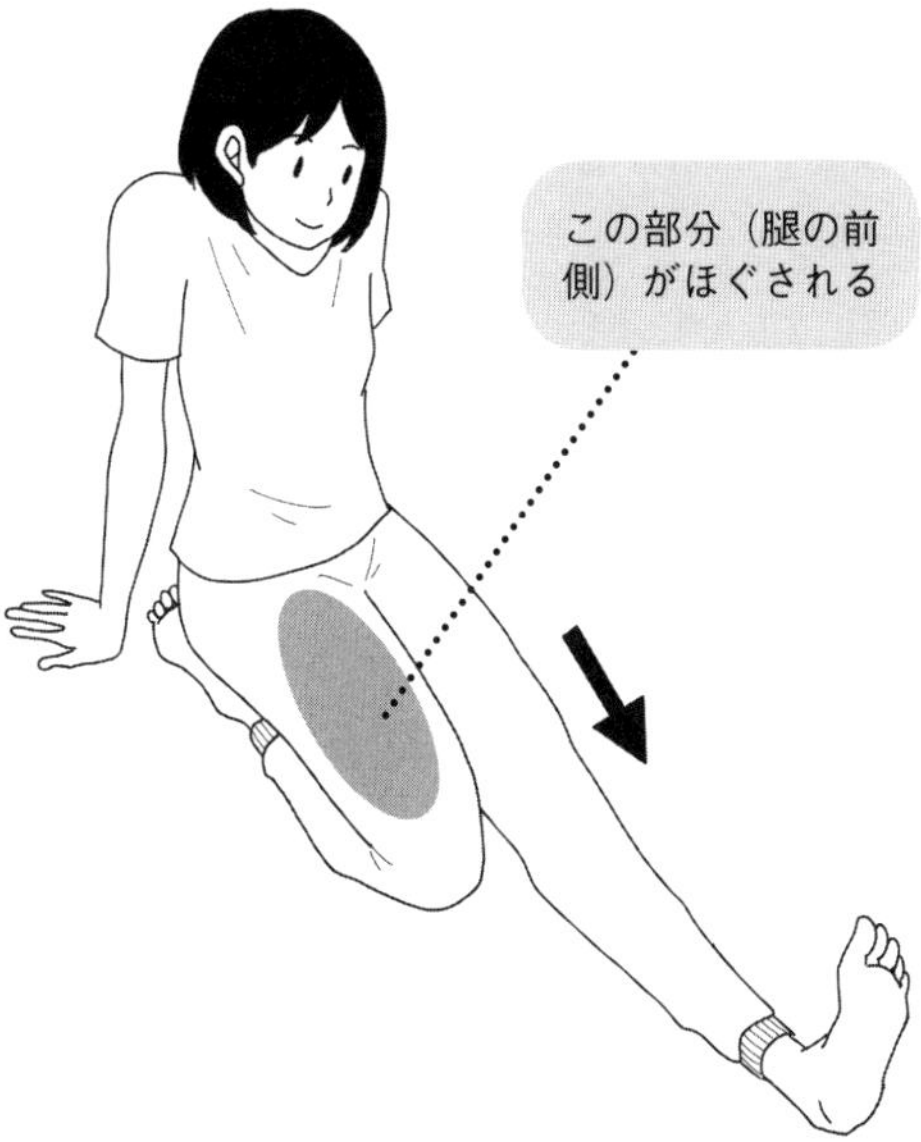

〈腿の前側の筋肉のほぐし方〉

上のイラストを参考にしてください。

①寝転んだ状態から両腕を支えにして上半身を持ち上げる

②そのまま片方の足はまっすぐ伸ばし、もう片方の足はひざを折る

これで折り曲げたほうの腿の前側の筋肉が適度に伸ばされ、血液の流れがよくなります。

ねこ背が原因ではなく、加齢によって起こるひざの痛みもあります。

ひざ関節にある軟骨がすり減って

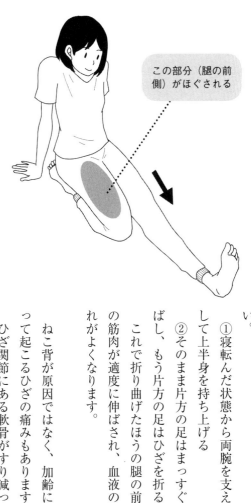

クッション機能が弱まるためです。

この種のひざ痛にも、ご紹介したストレッチは効果があるでしょう。

やわらかくなった筋肉が、関節の動きをスムーズにしてくれるからです。

ただ、腿の前側の筋肉を伸ばすストレッチはすこしきつめですから、ムリをしないようにしてください。


また、このストレッチは、いわゆる「O脚」の改善にも効果があります。

すらりと細くきれいに伸びた足なのに、そろえて立つと両ひざの間にすきまができる、と悩む女性はすくなくありません。かなりの数の日本人女性がO脚に悩んでいるといわれます。

O脚もねこ背と無関係ではありません。そもそもO脚は股関節のねじれが原因で、股関節のねじれによってすねの骨も足の外側に曲げられ、ひざがくっつかなくなるのです。

O脚だと、見た目だけの問題ではなく、ひざの内側に体重がかかり軟骨がすり減るという問題も起こります。

第4章

心身のつらさを減らす、ムダ老けを防ぐ

「ねこ背ストレス」の具体的な害とは？

健康は「自律神経」にかなり左右されている

うつ病の人にはねこ背の人が多いです。

もちろん、ねこ背だからといって必ずうつ病になるわけではありません。

ただ、ねこ背だと、うつ病とかかわりの深い「自律神経」の働きが乱れがちになるため、うつ状態になりやすいのです。

「自律神経」というのは、内臓や血管などに作用している神経で、自分の意思とは関係なく、状況に応じて働きます。ですからコントロールはできません。

自律神経には「交感神経」と「副交感神経」という2つの神経があって、この2つの神経は、さながらシーソーのように、どちらかが優位に働いていると片方は休んでいるという関係にあります。

そして、それぞれの神経には次のような特徴があります。

交感神経は脊椎（背骨）に沿うように走り、そこから内臓などの各器官に分布しています。緊張したときやストレスを感じているときに強く働きます。活動しているときに優位になるということです。

副交感神経は脳神経と同じ経路を走り、骨盤の中心部にある仙骨付近と頸椎部（首）に密集しています。休息しているときや睡眠中など、リラックスしているときに働きます。こちらは安静にしているときに優位になります。

昼間は交感神経、夜間は副交感神経が活発に活動する、といってもいいでしょう。

気づかないうちになってしまう「自律神経失調症」

この2つの神経がバランスよく働いていれば、心身に不調をきたすことはまずありません。ところが、ねこ背でいると頭がい骨と首をつないでいるところが折れ曲がり、そ

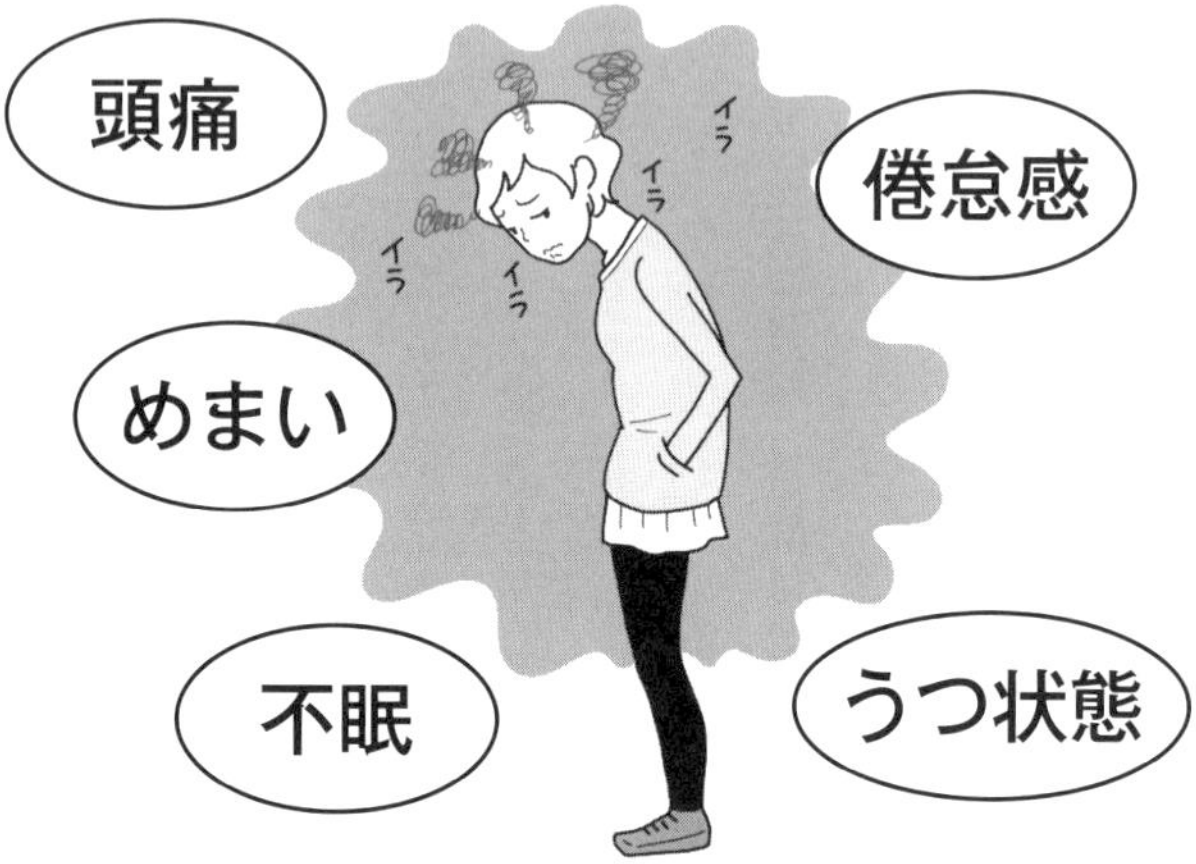

こを通る2つの神経を圧迫、あるいは刺激するためバランスが崩れがちになります。

それによって起こるひとつが、自律神経失調症です。

自律神経失調症とは、はっきりとした病気ではないのに、全身の倦怠感、めまい、頭痛、イライラ、肩こり、不眠などさまざまな症状が出る状態です。

ねこ背でいると筋肉が緊張し、背骨や頭がい骨にゆがみが生まれ、脳の機能や自律神経の働きを低下させます。

長く放置しておくと、精神面にも影響が及び、やる気が出ない、だるい、うつ状態といった症状につながります。

緊張したときに働く交感神経が優位な状態

が続くと、脳がつねに興奮している状態になり、イライラが続くといった症状が見られることもあります。

ここからうつ状態やパニック障害などにいたってしまうこともあります。

一般的に、自律神経失調症はストレスによって起こる現代病だといわれますが、仕事や人間関係ばかりではなく、姿勢のゆがみがストレスになっていることもあるのです。

先に述べたとおり、自律神経はその働きを自分の意思でコントロールできませんし、いまどちらが優位に働いているかも自覚できません。

本来は、交感神経と副交感神経のバランスを保つには、緊張や不安など強いストレスを受け続けないことが肝心ですが、現代社会でストレスから逃れるのは容易ではないので、**副交感神経が優位に働くよう心身を休める、ストレッチで筋肉をほぐすといったことを心がけてください**。

ねこ背の人は、ねこ背をなおすよう努めるだけで、つらさが緩和されていくことでしょう。

不安や緊張が免疫機能を乱してしまう

内臓疾患やアレルギー疾患に悩む人も

人間の体調は、自律神経によってコントロールされているといっても過言ではありません。健康かどうかは、自律神経に左右されているところがおおいにあります。自律神経のバランスが崩れると、免疫にも影響が及びます。自律神経は白血球に変化をもたらすからです。

一般的に白血球は、顆粒球（好中球、好酸球、好塩基球の総称）約60％、リンパ球約35％、マクロファージ約５％という比率で構成されています。

この比率であれば、精神は安定している状態です。

ところがストレスなどによって交感神経が優位に働き、その度合いが高まると、顆粒球の割合が増え、リンパ球が減少します。

顆粒球は細菌とたたかう大切な役割を果たすものですが、過剰になると体内の組織を破壊し、急性炎症を引き起こします。

これが胃潰瘍や胃炎、大腸炎の原因のひとつです。

それに対して、副交感神経が優位に働き、その度合いが高まると、リンパ球の割合が増えます。リンパ球が増加すると、アレルギー疾患にかかりやすくなるなどの問題を引き起こしやすくなります。

このように、交感神経と副交感神経のバランスが悪くなると、免疫機能の低下や、過剰反応が起こることがあります。それが内臓疾患、アレルギー疾患といった、さまざまな病気を引き起こす原因のひとつとなります。

たとえば、アレルギー疾患のひとつであるアトピー性皮膚炎は、胸椎の9番が関係しているといわれています。

胸椎の9番から出ている神経は、副腎（腎臓の上にあるそら豆大の臓器）に作用し、副腎から出るホルモンの分泌に影響を与えます。

この副腎から出るホルモンのなかに副腎皮質ホルモン（ステロイドホルモン）というものが含まれているのですが、胸椎の9番に異常をきたすとそれが副腎にも影響して、ステロイドホルモンが分泌されにくくなります。

詳しくは書きませんが、それがアトピー性皮膚炎というかたちで発症するのです。

そもそも、ねこ背の圧力を受けやすい首と頭がい骨との接続部には、自律神経以外にも、生命を守る重要な器官である延髄もありますし、また知覚神経、運動神経もここを通って全身に分布しています。

したがって、姿勢をよくすることで、神経も正常に機能するようになるのです。

脳の酸欠状態が学習効率を下げる

ねこ背と脳の働きの関係についても触れておきましょう。

ものを考えたり学習したりするとき、脳はとても多くの酸素を必要とします。

姿勢を正すと、脳への血流がよくなる！

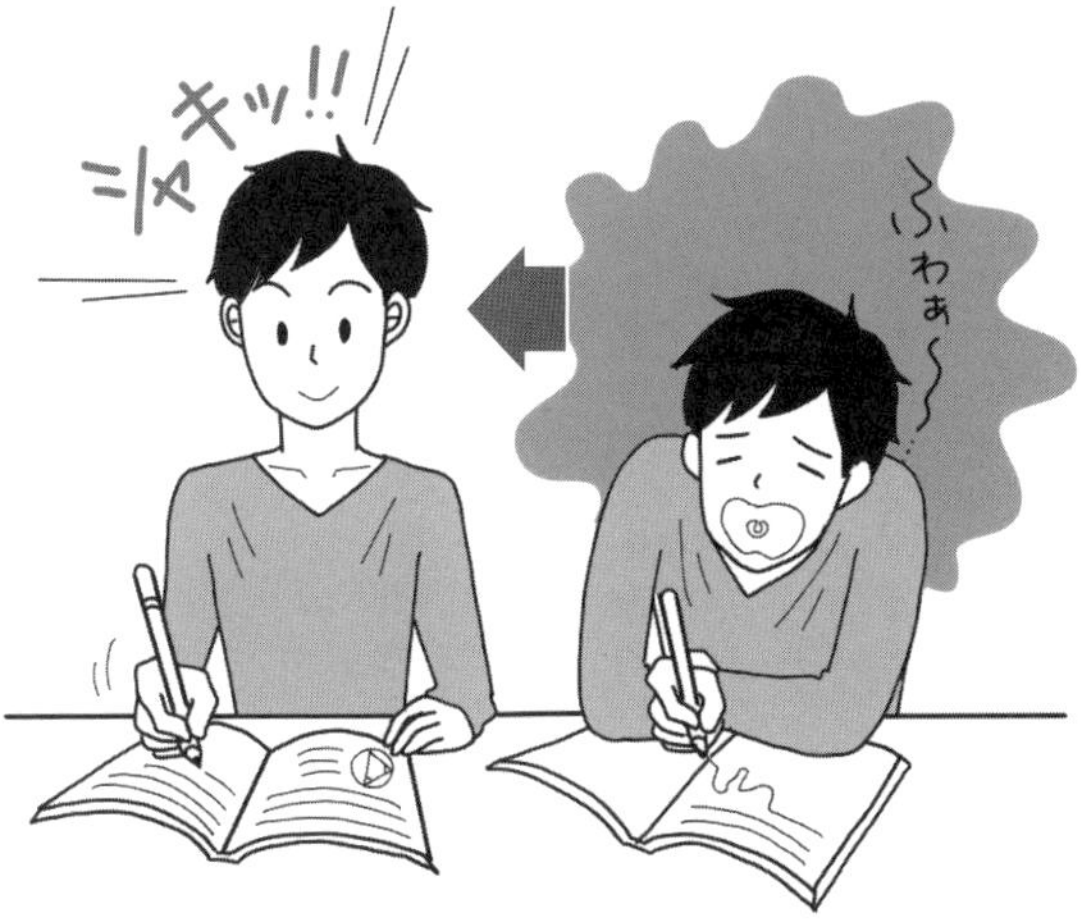

しかし、姿勢のゆがみがあると、脳への血流が悪くなり、必要な酸素を脳に運ぶことができなくなります。

血管や肺が圧迫されることによって血流が停滞することに加え、呼吸も浅くなってしまいます。

ある研究では、ねこ背の姿勢をとると、脳に運ばれる血液量がおよそ30％低下するとされています。

子どもが勉強中にあくびをしたり落ち着きがなかったりするときは、ねこ背姿勢になっていて、脳が酸欠状態になっているせいかもしれません。

姿勢をよくすることは、学習成果をよくすることにつながるのです。

内臓の不調が続くなら姿勢を正してみよう

内臓や神経を圧迫するのをやめる

ねこ背は内臓の不調と密接にかかわっています。

なぜ内臓の不調と結びつくのかといえば、理由はじつに簡単で、骨がゆがんでしまうと内臓や血管の一部が強く圧迫され、そこに負担がかかってしまうからです。

また、すでに説明したとおり、背骨から出ている神経の孔が狭まることによって自律神経が圧迫される危険が高まります。

実際、内臓系の病気を患っている人には、自律神経の失調をともなっているケースが多くみられます。ほとんどの臓器は交感神経と副交感神経の支配（制御）を受けている（これを二重支配といいます）からです。

もちろん、姿勢の悪さ自体がストレスとなって、内臓疾患などの病気につながることもあります。

このように、ねこ背が原因となって内臓に起こりやすい主な不調を、具体的に説明しましょう。

・便秘

自律神経が圧迫されてバランスが崩れるケースです。消化は自律神経と密接にかかわっているため、必然的に消化機能が低下し、便秘を引き起こします。

また、骨盤が後ろに傾くと、本来そこにないはずの内臓の一部が骨盤のなかに入り込み、神経を圧迫します。これも腸の働きを悪くする要因となります。

・心血管系疾患

首が前に突き出ていると、心臓から脳へ血液を送る動脈が圧迫されます。すると血のめぐりが悪くなるのですが、それでも心臓はがんばって（というより、ムリをして）脳に血液を送り込もうとします。これが高血圧の原因のひとつになることがあります。

高血圧を放っておくと動脈硬化になり、心筋梗塞や脳梗塞など心血管系の疾患を引き起こすのは、みなさんご承知のとおりです。

・逆流性食道炎

いつも胃のあたりがムカムカし、寝ているときにも「ウップ」となる。すっぱい胃酸（胃液）が喉の奥に上がってくるような感じがすることもあります。

本来、胃で消化されるべきものが食道に逆流するのです。ひどい場合は胃酸によって食道に炎症が起こります。

逆流性食道炎には、胸郭（背骨と肋骨によってできる樽状の空間）と、横隔膜（呼吸筋のひとつ）の動きが関係しています。ねこ背によって胸部が圧迫されると、胸郭の動きが制限され、肺が十分にふくらまなくなります。その結果、酸欠状態になるのです。

横隔膜が酸素を補おうとして働くのですが、このとき横隔膜にゆがみが生じてしまうことがあります。するとゆがんだ横隔膜のうえに胃の一部がはみ出してしまい、胃の入口の部分が正常に閉じられなくなって、胃酸が逆流するわけです。

この逆流性食道炎や慢性胃炎は、ねこ背を治し背骨の調整を行なうことで、症状が改善するケースがすくなくありません。

ねこ背による不調は、ねこ背を改善しないと治らない

便秘や高血圧、逆流性食道炎は、ねこ背によって起こる内臓の不調や疾患のほんの一部にすぎません。

こうした不調に加え、女性の場合は、「生理痛」がひどくなることもあります。骨盤がゆがみ、子宮などの臓器が圧迫され、血液の流れが悪くなるからです。

また、「逆流性食道炎」のところで述べたように、呼吸が浅くなり、酸素を取り込む量がすくなくなることもあります。すると、筋肉が疲労から回復するのも遅れるようになり、併せて脂肪が燃焼しにくくなります。

ここから、「疲れやすい」「太りやすい」という悩みも引き起こすのです。

「健康な体」であるためには、不調の根本原因を取り除くことが不可欠です。

もちろん、こうした症状の原因がすべてねこ背にあるとはいえませんが、ねこ背によって引き起こされる不調は、ねこ背を治さないかぎり改善しません。

ムダに老けないための「たるみ」の防ぎ方

10年後の顔は、いまからコントロールできる

いつまでも若々しくいたいと願う人は多いでしょう。いまや「アンチエイジング」への意識と取り組みは、女性だけでなく男性にも広がっています。

そして「アンチエイジング」の基本ともいえるのが姿勢です。

ねこ背の人は、実年齢よりも4～6歳は老けて見えるといわれます。

丸まった背中が年齢を感じさせるというだけではありません。ねこ背は顔のたるみやスタイルの崩れも引き起こすのです。

顔のたるみは、むくみと密接につながっています。むくみは、身体の余分な水分が皮

膚の下に溜まっている状態です。

人間の体のおよそ60％は水分で構成されており、そのうち3分の2が細胞内に、3分の1が細胞外にあります。

むくみに深く関係するのは、細胞外に含まれるリンパ液で、このリンパ液は最終的に鎖骨のくぼみの下にあるリンパ管から静脈に排泄されます。

ねこ背だと、背中が丸まり、巻き肩になっていることも多いので、鎖骨まわりが縮まった状態になり、全身のリンパの流れが悪くなります。それでむくむのです。

むくみを放置しておくと、重力によって皮膚が下に引っ張られてしまい、それがたるみにつながります。

フェイスマッサージなどは一時的な効果はあるかもしれませんが、根本的な解決にはなりません。リンパの流れをよくしなければ、顔はむくんでしまいます。

鏡に自分の顔を映してみてください。

まず、鏡を顔の正面に持ってきます。これがあなたのいまの状態です。

次に、鏡を頭の上に持ってきて下から見上げると、それが10年前の状態です。

さらに、鏡を胸のあたりで上向きにして上からのぞき込むと、10年後の状態が映ります。

いまと10年前、そして10年後とでは、映し出された表情がずいぶん違うでしょう。

ただし、10年後の顔は自分でコントロールしていける部分も大きいのです。

ねこ背を改善し、リンパの流れをよくすることで、顔のたるみを減らしていくことができます。

「二の腕のたるみ」「下向きのバスト」も改善できる

年齢を重ねるとともに気になってくる「二の腕のたるみ」も、ねこ背を治すことで改善できます。

ねこ背だと、肩が内巻きになり、ひじも曲がりやすくなります。また、肩の位置がずれることで、上腕二頭筋（力こぶの筋肉）がかたくなってしまいます。

すると上腕三頭筋（裏側の筋肉）は力が入りにくくなり、二の腕がたるんでしまうのです。いわゆる「振り袖」状態です。

これに加齢が重なるとどんどん重力に負け、「振り袖」は広がっていきます。

とくに女性は筋肉量がすくないので、たるみやすいのです。

夏が近づくと女性は肩や腕が露出する服装をすることが多くなりますから、この時期になると、二の腕をすっきりさせたいと訪ねてこられる患者さんが増えます。

このとき、ねこ背のまま二の腕を引き締めるエクササイズを行なっても、あまり効果的とはいえません。二の腕のたるみを根本から改善するには、まずねこ背を治し、肩や肩甲骨を正しい位置に戻し、そのうえでエクササイズを行なうことです。

また、バストがしだいに下向きになるのも、女性にとっては気になることです。これもじつはねこ背が大きく関係しています。

ねこ背だと背骨が丸まり、それにともない背骨からつながっている肋骨も下向きになります。バストは肋骨のうえに乗っていますから、肋骨が下向きになると必然的にバストも下向きになります。

バストアップのために胸の筋肉を鍛えても、土台が下向きになっていれば上がりようがありません。
まずは下向きの肋骨を正しい位置に戻す、すなわちねこ背を治すことです。
ねこ背を治すことが、胸がきれいに張れた、若々しい姿勢への第一歩になります。

第5章

もう疲れない「歩き方」「座り方」「眠り方」など

これが正しい姿勢？最初はとまどっても大丈夫

意識して「体の重心」を調整する

「背筋を伸ばす」という表現があります。その人の美しさや包容力を連想させます。背筋が伸びていれば、自分にもっと自信が持てるようになるかもしれません。よい人間関係を築けるようになるかもしれません。

ねこ背の改善は、あなたの魅力づくりの土台になります。

ここで、もう一度、「正しい姿勢」のつくり方をおさらいしましょう。

第1章の23ページでご紹介したような、耳、肩、股関節が一直線になるのが、軸が通っている状態です（座っているときも同様）。

しばしば、肩の力を抜き、腹筋とお尻に力を入れて、上から紐で吊るされているイメージを持つことで、こうしたよい姿勢を保ちやすくなるといわれます。

たしかにそうなのですが、普段から姿勢がゆがんでいるねこ背の人が、漠然と「吊るされている状態」を意識すると、自分では正しい姿勢をとっているつもりでも、実際は腰が反ってしまっていることもあります。

そういう場合は、体全体の重心をやや後ろにおくようにするとよいでしょう。

第2章でやったように、ひざ立ちで感覚を養ったり、足の裏にバランスよく体重をかけて立つことを心がけてください。最初は腰の位置が定まらない感じがするかもしれませんが、だんだん安定するようになります。


信号待ちや電車を待っているようなとき、左右どちらかに体重をかけるクセのある人は、それが骨盤のゆがみにつながり、ねこ背の原因になります。

両足の裏側にバランスよく体重がかかるように意識し、まっすぐ立ちましょう。

店舗での販売業務など立ち仕事の人は、ずっとまっすぐに立ってはいられないでしょうから、立つ姿勢にクセがついているようなら、重心が偏っていないかときどきセルフチェックしてあらためてください。

足の付け根を意識して歩き方を整えよう

大腰筋で歩くとひざが伸びる！

まっすぐ立つことを注意していても、日々の動作で、ついついねこ背になってしまうこともあります。「歩き方」にも注意したいものです。

①歩くときは「みぞおち」から

足の付け根は、どこにあると思いますか？　股関節？　腰？　股？

じつはみぞおちあたりの筋肉を使って、足を動かしています。この筋肉が117ページで紹介した「大腰筋」で、上半身と下半身をつなぐ役割を果たしています。

ですから、みぞおちを意識すると大腰筋がしっかりと使えるようになり、前足が地面についたときひざが伸びる歩き方になります。結果、姿勢もよくなり、エネルギー代謝もアップして脂肪が燃えやすくなります。

具体的には「みぞおちのあたりから足が生えている」つもりで歩きましょう。自然と背筋がピンと伸びて、ビフォー・アフターが明らかなほど歩き方が変わります。

ぜひ試してみてください。

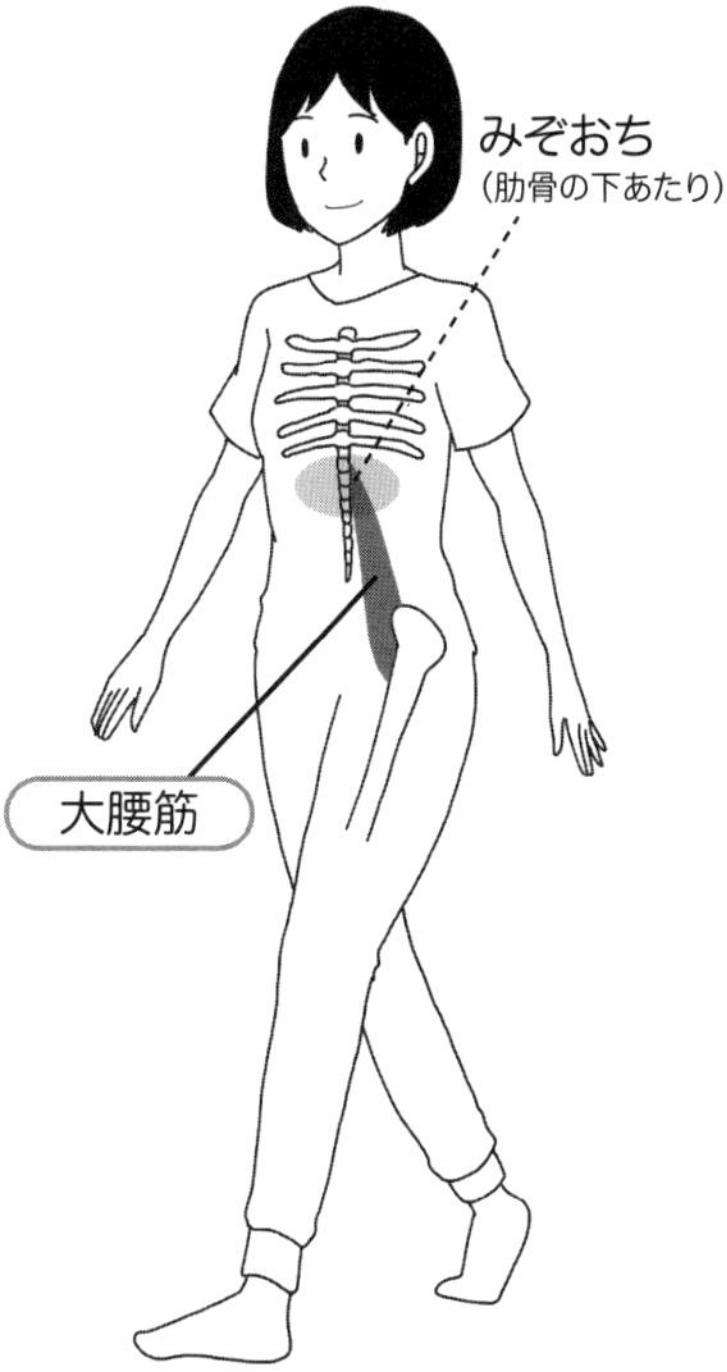

前足が地面についたとき、
ひざが伸びた状態になるのが、
姿勢のよい歩き方

②つま先を前に向けて歩く

つま先が内側や外側に曲がっていると、体をねじったり、ゆがませたりしながら歩くことになります。まっすぐ前に向けましょう。

左右の足が地面につく位置が、まっすぐ一直線になるようにする必要はありません。右足は右足でまっすぐに、左足は左足でまっすぐになるように歩きます。

③腕を後ろにしっかりと振って歩く

肩が前に閉じて落ちるとねこ背になってしまいます。腕を後ろにしっかり振るようにすると、胸を張った姿勢になり、背筋も自然と伸びます。

④ハイヒールを履いたときは大股で歩く

女性はハイヒールを履いたとき、足をあまり上げず小股になってしまうと、ねこ背になりがちです。見映えもよくありません。

足を上げ、すこし大股で歩くようにしましょう。背筋が伸び、きれいに見えます。

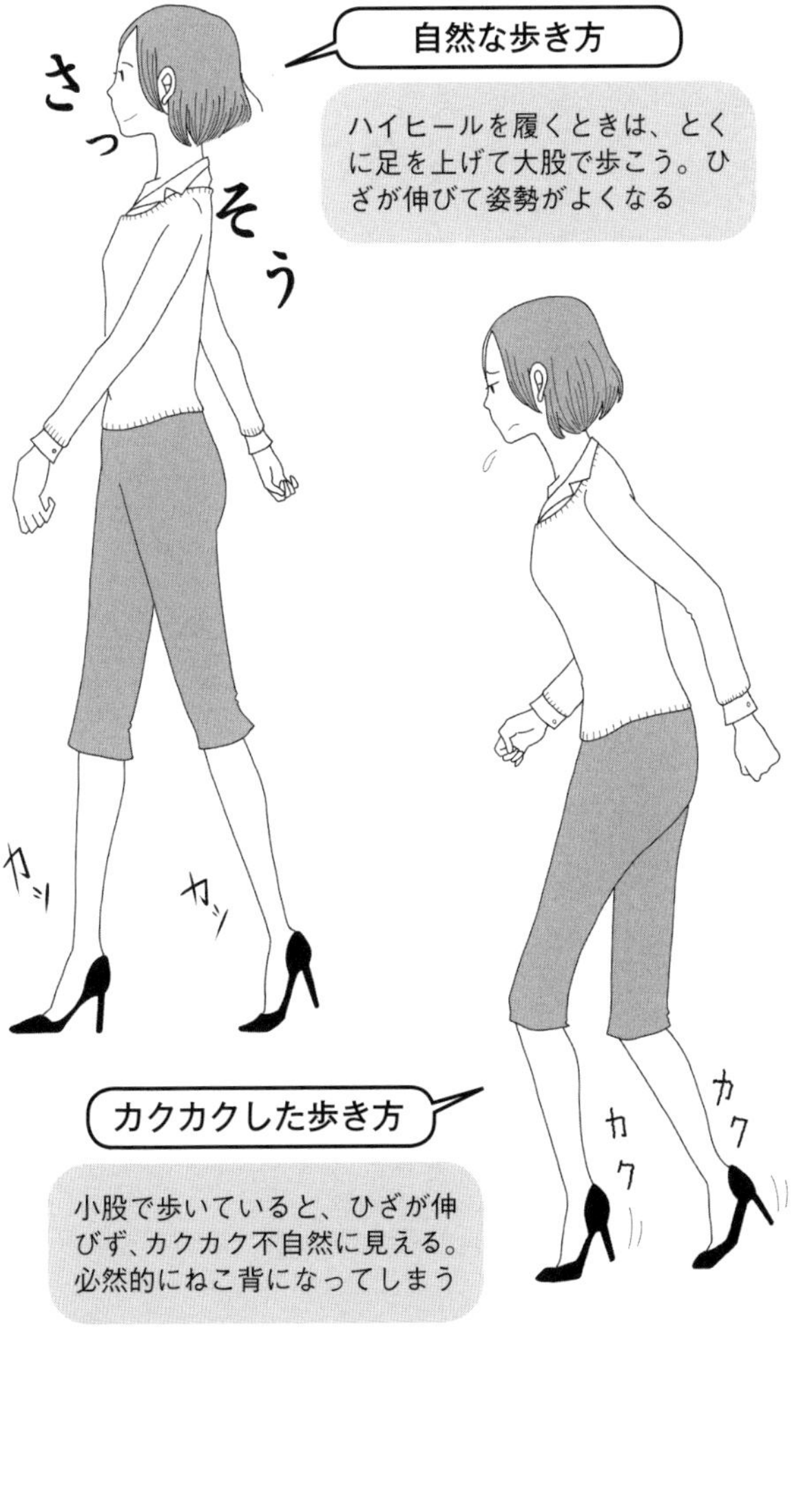
さっ
そう
自然な歩き方
ハイヒールを履くときは、とくに足を上げて大股で歩こう。ひざが伸びて姿勢がよくなる
カッ
カッ
カクカクした歩き方
小股で歩いていると、ひざが伸びず、カクカク不自然に見える。必然的にねこ背になってしまう
カク
カク

体に負担をかけない座り方のコツ

骨盤の三角形を座面につければOK

座るときにも、姿勢がゆがみにくくなるコツがあります。

わたしたちは座るとき、お尻の骨の「骨盤」を土台にしています。

左のイラストを見てください。

骨盤を下から見ると、座ったときに安定するよう、前が狭く、後ろが広くなっています。この骨盤の三角形の骨（坐骨）をきちんと座面に乗せるように座ると、自然と姿勢が伸びます。


椅子に座ったとき、お尻の下に手を入れてみると、左右にぽっこりとした骨があるでしょう。これが骨盤のいちばん底にある骨、坐骨です。

お尻の肉で座るというよりも、このお尻の骨を感じながら座るイメージです。

女性はお尻の肉が豊かですから、座面につく肉を前後（太もも側と背中側）にかき出すようにして座るといいでしょう。

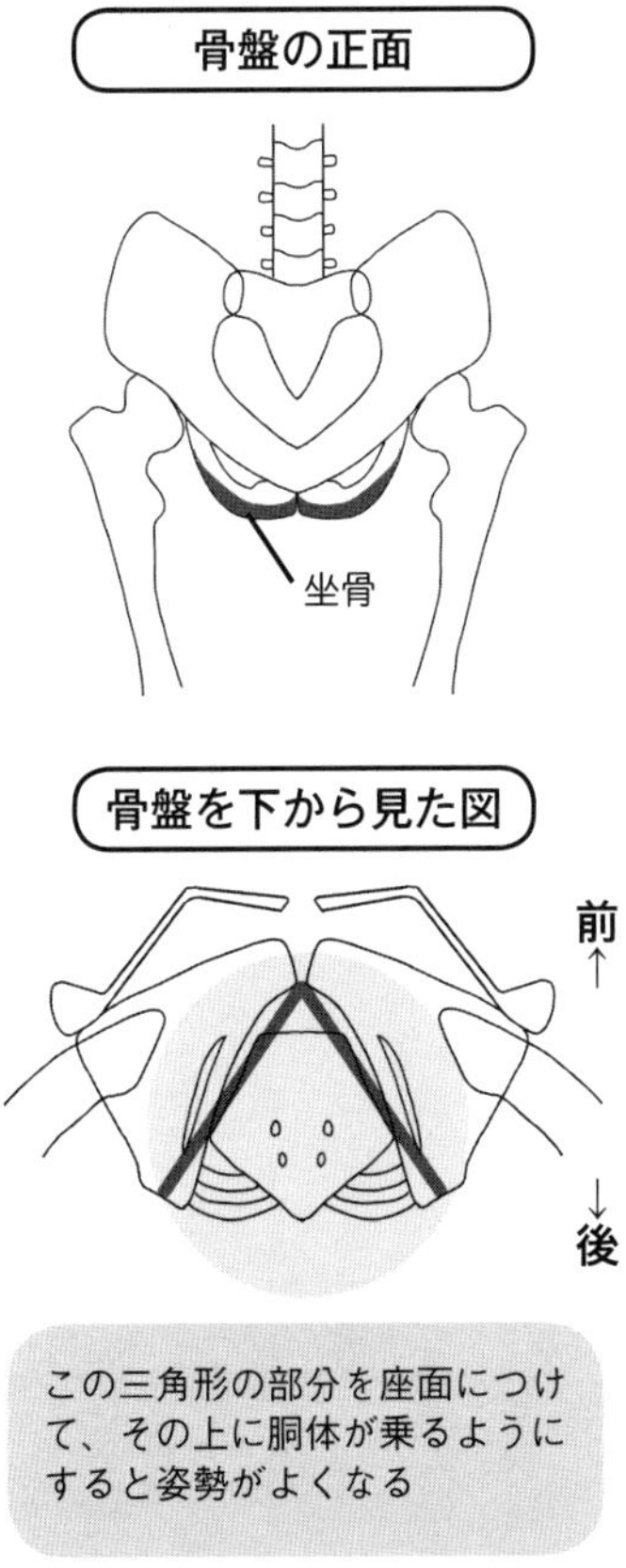
骨盤の正面
坐骨
骨盤を下から見た図
前↑
↓後
この三角形の部分を座面につけて、その上に胴体が乗るようにすると姿勢がよくなる

座っている時間が長い人は椅子の高さも大事

デスクワークや、クルマの運転、電車やバスでの移動など、座ってすごす時間が長い人は、姿勢がとても重要です。いつも背もたれに体重をかけて座っている人、よく足を

組んで座る人は、それが背骨や骨盤のゆがみにつながります。

座るときは、お尻は背もたれにつけるようにし、腰（腰椎）を立てて背筋を伸ばします。あごは軽く引きましょう。そして両足が地面につくようにしてください。

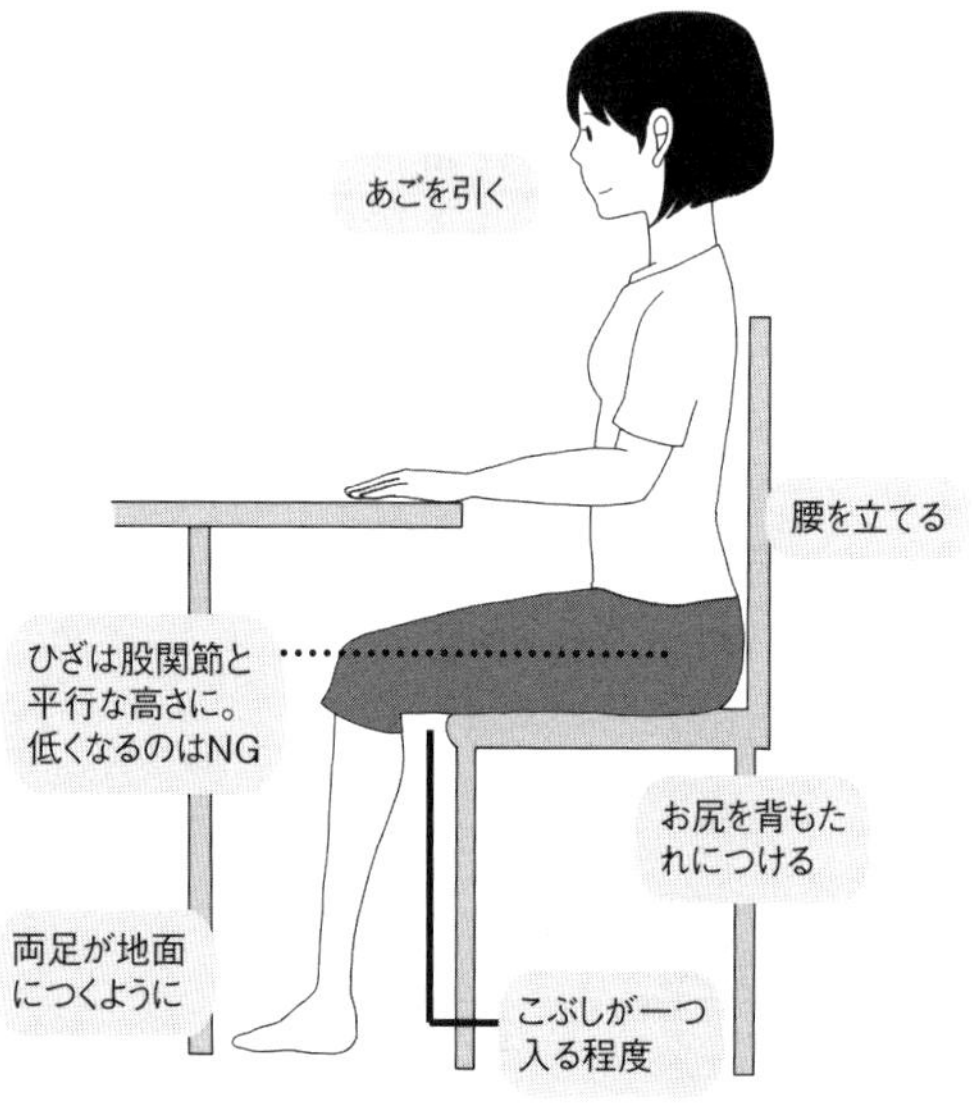
あごを引く
腰を立てる
ひざは股関節と
平行な高さに。
低くなるのはNG
お尻を背もた
れにつける
両足が地面
につくように
こぶしが一つ
入る程度

座面が高い場合は、足元に台などを置くといいです。姿勢サポートシートを椅子に置くのもおすすめです。

どうしても足を組まずにいられない人は、最初は、同じ体勢が続かないように、せめて交互に組むようにしましょう。

そして徐々に足を組む時間を減らしていきましょう。

寝返りを増やすとゆがみがとれる

横になると重力から解放される

寝返りを打つことでも、ゆがみを整えることができます。

わたしたちは重力の抵抗を受けながら生活しています。普段、意識することはありませんが、立っているだけでも大きなエネルギーがいるのです。そのため体はすこしずつゆがんでいきます。

そのゆがみをリセットできるのが、寝返りです。横になることで重力から解放され、寝返りでゆがみを整えているのです。

寝返りを打ちやすくするには、寝具をかためにすることです。

やわらかい寝具は、ふかふかして気持ちがいいかもしれませんが、寝返りは打ちにくくなります。

眠っても疲れがとれず、起きたときにだるさを感じる一因になります。

体に負担がすくない枕を選ぼう

寝ているときの姿勢に、とく大きな影響を与えるのが枕です。

本来、背骨は、首から腰までゆるくS字カーブを描いています。

寝ているときもこのS字カーブをキープできるのが理想なので、枕については首から頭までのカーブをしっかり支えられるものを選びましょう。

とくに、次の点に注意して選ぶことをおすすめします。

(1) かための枕を選ぶ

枕の重要な役割として、就寝中の頭と首をしっかりと支え、首を自然な角度でキープすることがあります。しかし、枕がやわらかすぎると、頭や首の位置が不安定になり、首の角度を保持しにくいのです。

すると、首に負担がかかり、熟睡することがむずかしくなってしまいます。頭から頸椎のラインを心地よく、ムリなく包み込むようなかたさの枕を選びましょう。

（2）適度な高さの枕を選ぶ

頭を乗せて枕が沈み込んだとき、頭が腰の位置より3～4センチくらい高くなるくらいが、一般的にはおすすめです。

人の首はアーチ状になっており、仰向けになると下の布団と首の間にすき間ができます。頭を真ん中のくぼんだ部分に乗せたとき、このすき間がきちんと埋まる程度の高さがある枕を選ぶと、自然な姿勢を保つことができます。

（3）ストレートネックに対応した枕を選ぶ

ねこ背の人には首のカーブがないストレートネックの人も多いです。首や肩に痛みを感じることがある場合は、首の自然なカーブをつくることができる枕を使用するとよいでしょう。下を向いたとき首の後ろのほうにポコッと出る骨があると思いますが、この骨の3センチほど上あたり（頸椎5番のあたり）を持ち上げる枕がおすすめです。

どんどん歩ける、カバンの持ち方・選び方

体の左右にかかる負荷を同じくらいにする

普段持ち歩くカバンは、姿勢に大きく影響します。カバンの重さが、骨格や筋肉にかかる負荷のバランスを崩すからです。持ち方のポイントは、「**なるべく骨格に近いところで持つ**」「**体の左右にかかる負荷を同じくらいにする**」ことです。

重たい荷物ほど、筋肉ではなく骨格で支えるほうが体への負担がすくなくてすみます。

◎リュックサック

体に負担がすくないのはリュックサックです。山登りにリュックサックが使われるのも、体の中心に近い位置に重さがかかり、左右のバランスもいいからです。

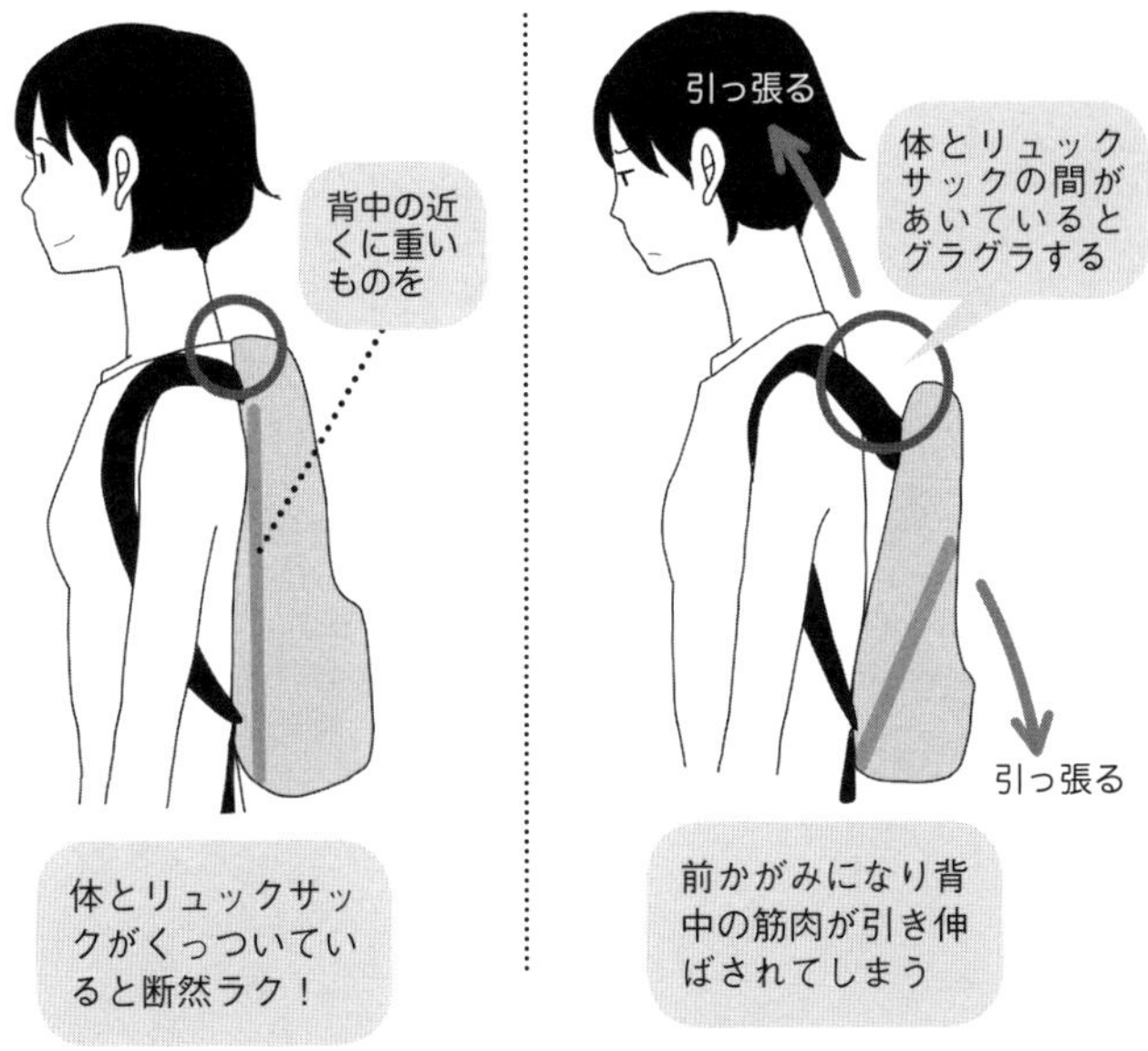
背中の近くに重いものを
体とリュックサックがくっついていると断然ラク！
引っ張る
体とリュックサックの間があいているとグラグラする
引っ張る
前かがみになり背中の筋肉が引き伸ばされてしまう

ただし、いくらラクだからといっても、重すぎれば腰に負担がかかりますので注意してください。

また、重さを支えるために前かがみになると、背中の筋肉が引き伸ばされ、さらに肩紐が胸のあたりを圧迫して、その下を走っている神経を締めつけます。

結果、「リュックサック症候群」（正式には胸郭出口症候群）が起こり、腕がしびれたり、腕に力が入らなくなったりすることもあります。

↓体への負担をすくなくするコツ

・体に近くなる部分、背中に近い

部分に重たいものを詰めたほうがラクになります。骨格への加重が大きく、筋肉への負荷がすくなくてすむからです。
・肩にかけるベルトが太いもののほうが、肩が痛くなりにくいです。
・肩にかけるベルトはあまり長くしないように。リュックサックがグラグラしないほうが、体への負担はすくないです。

◎肩かけカバン
左右のバランスが崩れるため、体への負担が大きくなります。ただ、肩に重さがかかりますから、手提げカバンよりは負担が小さいです。

↓体への負担をすくなくするコツ
・ときどき左右にかけ替えるようにします。ずっと同じ側の肩にばかりかけていると、すこしずつ背骨が曲がっていきます。
・リュックサックと同じく、肩にかけるベルトはあまり長すぎないようにします。
・カバンに手を添えて重さを支えるなどせず、しっかりと肩だけで支えたほうが疲れにくいです。

◎手提げカバン

手提げカバンは体に密着せず、しかも重心が左右どちらかに偏りますから、体への負担は大きくなります。

↓体への負担をすくなくするコツ

・ときどき左右に持ち替えるようにします。同じ側の手で持っていると、すこしずつ体が曲がっていきます。
・持ち手のベルトは、短いほうが体への負担はすくなくてすみます。
・スーパーで買い物をしたときなども、ひとつのレジ袋に詰め込まず、2つに分けて同じくらいの重さにし、左右にひとつずつ持つようにしましょう。

カバンや荷物を持つときは、自分がラクに感じる持ち方をしてください。そんなに重いはずはないのに重く感じるときは、体のどこかに負担がかかりすぎているのです。

家事をやるときは前かがみ対策を

毎日のことだから甘く見てはいけない

料理や洗い物、掃除機をかける、バスルームやトイレなどの拭き・磨き……家事には前かがみになる動作が多いので、体によくない前かがみのクセがつかないように工夫しましょう。

・料理や洗い物をするとき

ずっと同じ姿勢でいると体の一部に負担がかかり続けますから、ときどき体勢を変えるのがいちばんなのですが、料理や洗い物をするときは、そんなに体勢は変えられないでしょう。

コツは、ちょっとした踏み台のようなものを用意しておくことです。左右の足を交互に乗せるようにすれば、体の同じ部分への負担を軽減することができます。

・掃除機をかけるとき

掃除機やモップをかけるときは、背筋を伸ばして、「みぞおち」からするように意識しましょう。

手だけ伸ばして吸引ノズルを動かすのではなく、体を移動させながら掃除機をかけるようにします。

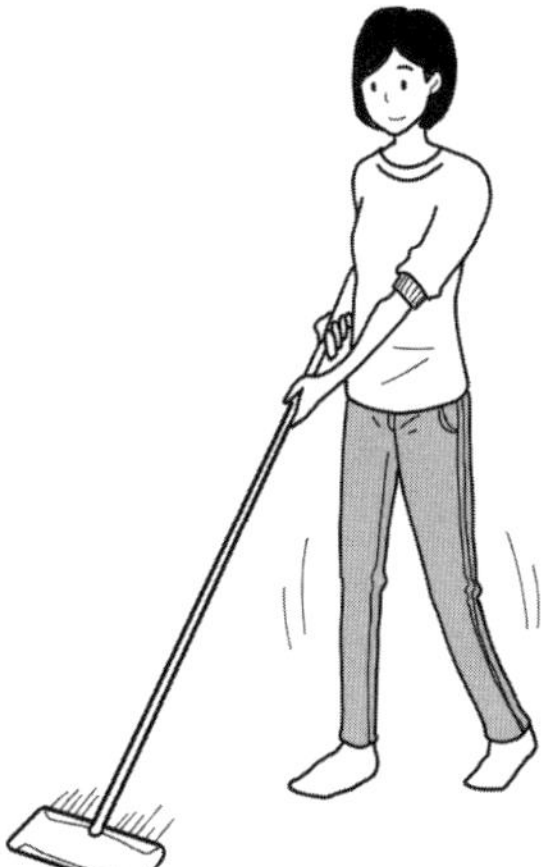

・拭き掃除のとき

バスルームやトイレなどで低いところを掃除するときは、腰を曲げるのではなく、ひざをついて行なうようにしましょう。浴槽を磨くようなときは、柄の長いブラシを使って、なるべく背中を丸めずに行なうようにします。

パソコンやスマートフォンは使うときに工夫する

支障がない範囲で調整しよう

パソコンやスマートフォン、ゲーム機などを使うときは、背中が丸くなりがちです。でも、たとえば仕事で長時間パソコンを使う人に、「パソコンを使わないようにすればねこ背の進行はとまります」などというのは、本末転倒ですね。ねこ背を治すために仕事や生活を変えることはできません。できる範囲で考えてみましょう。

・パソコンは、モニター位置が変わると姿勢も変わる

パソコンに長い時間向かうときは、パソコンの位置を調整しましょう。モニター画面が下すぎると頭がさがり、首や肩に大きな負担がかかります。

画面は目線からすこし下がベストです。そして顔から40センチ以上は離れるようにしましょう。

・スマートフォンやゲームは、「高い位置で」見る

「目線を上げる」ことを、いつも意識しましょう。たとえば、通勤電車では、高い位置にあるつり革を片方の手でつかんでおくと、目線が上がります。

また、うつ伏せの状態で長時間ゲームなどをするのはやめましょう。背骨や腰に負担がかかり、背骨がゆがむ原因になります。

若い脳は、「ゆがんだ姿勢」を普通と認識してしまう

こうした端末を使う際、若者や子どもはとくに要注意です。

ねこ背になる大きな原因のひとつは「背中を丸めてすごす時間が長い」ことです。

スマートフォンやゲーム機を使っているときの、若者や子どもたちの姿勢は、首が前に

出て前かがみ。まさにねこ背になりやすい姿勢です。

まだ成長期にある若者がこういう姿勢を続けていると、背中側の筋肉は発達し、おなかの筋肉は未発達になります。

これに運動不足が加われば、筋肉は強くなりようがありません。

そして怖いことに、脳はそうしてできた姿勢が「普通」の姿勢だと思い込んでしまい、そのままの姿勢で成長することになりますから、大人になって、いざねこ背を治そうとしても治すのが困難になるのです。

整骨院でねこ背は治る？

整骨院と整体院の違い

町でみかける「整骨院」と「整体院」。

この2つを混同している方はとても多いのですが、じつはその施術内容には違いがあります。その違いは、なんだと思いますか。


「整骨院」（「ほねつぎ」「接骨院」などとも称す）では、「柔道整復師」という国家資格の取得者（養成施設で3年間学んだのち国家試験に合格した者）が施術を行ないます。骨折・捻挫・脱臼を主に扱い、健康保険や労災保険の取扱いが可能です（制限あり）。

手技療法と機械療法がもっぱらで、注射や投薬、レントゲン撮影は行ないません。

一方、「整体院」は、整体治療には国家資格がありません（整体師には養成期間3か月でなれる）から、施術は人の健康に害を及ぼすおそれのない範囲での、民間治療として認められるものだけになります。保険診療はできません。

整骨院で身長が2センチ伸び、CAに合格した例も

整骨院の施術内容は、

①ずれたりはずれたりした骨や関節を元の状態に戻す「整復法」

②患部をギブスなどで動かないようにして回復を図る「固定法」

③患部の機能回復を早める「後療法」

を基本に、電気や超音波などの機器を用いた施術や、生活習慣の指導管理を行ないます。

患者さん一人ひとりについて、プロの目で体のゆがみなどを確認し、それに対応する矯正を行なうのです。ストレッチ指導や生活習慣についてのアドバイスもします。

参考までに、当院に来られた方々の改善例を紹介しましょう。

キャビンアテンダント（CA）志望の女子大生が、規定の身長に2センチほど足りないと、藁にもすがるような様子で来院されました。

診断すると、ねこ背による前傾姿勢がみられました。

そこで背中の筋肉の緊張をゆるめるマッサージとねこ背矯正の施術を行なうとともに、自宅では運動療法に励んでもらい、さらに床に直接座らず椅子に座る、ヒールのある靴を履かない、足を組まないなどの生活指導を守ってもらいました。

結果、ねこ背が治り、姿勢がよくなったことで身長の規定を満たすことができ、無事合格されました。

ねこ背を治すと、身長は平均1・5センチくらい伸びるといわれています。

これ以降、この女子大生の後輩となるCA志望の学生さんたちが、毎年こぞって治療を受けに来られるようになりました。「受診者の合格率100％！」との噂が広まり、いまも後輩に受け継がれています。

参考：当院の代表的な改善事例

① 40歳・女性・主婦
ねこ背が悩み。さらに年々太っていく、体が疲れやすい、便秘、肌のたるみが気になる、腰痛もあるということで来院。

ねこ背矯正とともに食欲を抑える耳つぼ刺激を3か月続けると、体重59.5kg→47.0kg（マイナス12.5kg）、体脂肪36％→22％に。身長も1.5cm伸びていました。「疲れにくくなり、若く見られるようになった」と喜びの声。

② 54歳・男性・会社員
おなかぽっこり、長年の腰痛が苦しく来院。

ねこ背にならない生活指導と耳つぼ刺激で体重80kg→67kg、体脂肪26％→19.5％。13kg減量したこともあって腰痛も改善しました。

③ 35歳・男性・会社員
毎日のデスクワークによる肩こり、腰痛で来院。極度のストレートネックで頭痛も併発。運動不足とのこと。

正しい座り方、パソコンの位置調整、オフィスでできる簡単なストレッチ、運動不足解消のためできるだけ階段を使う、歩く、電車では座らずにつり革を持つなどの生活指導をしたところ1週間で症状が劇的に改善しました。

④ 28歳・女性・会社員
腹ねこ背による肩こり、腰痛で来院。仕事柄、ハイヒールを履かなければならないとのこと。歩き方、立ち方の指導と、寝る前のストレッチ指導により症状が軽快しました。

⑤ 36歳・男性・会社員
気持ちが沈みがちで、「うつ」ではないかと来院。強度のねこ背で全身が疲れやすいとも。1か月にわたるねこ背整体と呼吸法の指導で劇的に改善。「背中から重荷がとれたように体が軽くなりました」と。

⑥ 24歳・女性・会社員
頭痛がひどく、手がしびれるとのこと。毎日スマートフォンを何時間も見ている。首、肩の緊張が強く典型的なねこ背。スマートフォンに費やす時間を極力削ることと、ねこ背体操を指導。経過良好。

⑦ 73歳・女性・主婦
両ひざがO脚になってきてひざの外側が痛む。運動することがあまりなく、体重が増えてねこ背姿勢で歩くようになってきたとのこと。

骨盤矯正、食事指導（炭水化物を控える）、脚の内転筋の運動を指導し、症状が改善。

⑧ 30歳・女性・主婦
生理痛が悩みで来院。毎日の家事が苦痛とのこと。骨盤後傾による腰ねこ背でした。負担のかからない家事のしかた、座り方、体操指導により症状改善。「これまでの悩みは何だったの！」と。

【参考資料】

『「20秒」でねこ背を治す』長岡隆志・著　ＳＢクリエイティブ

『ねこ背を治せば体の不調は一気によくなる』原幸夫・著 ＳＢクリエイティブ

『専門医が治す！　体の「ゆがみ」を治して健康になる！』井本邦昭・著 高橋書店

『誰でもスグできる！　ねこ背をぐんぐん治す！　２００％の基本ワザ』原 幸夫・監修 日東書院本社

『ねこ背は治る！　知るだけで体が改善する「４つの意識」』小池義孝・著　自由国民社

『しつこい肩こり・首痛、ラクラク解消法！』伊東信久・著　ＫＫベストセラーズ

『なぜ、ビジネスエリートには、猫背の人がいないのか？』澤田大筰・著　ＰＨＰ研究所

〈これだけでいいの？　猫背をラクラク矯正する為の３つのコツ〉Ｚｉｇｅｎ
http://zi-gen.com/stoop-reform-1187

おわりに

健康は、あって当たり前のものではない……。

わたしたちはこのことを頭ではよく理解しています。けれど実際には、病気の予防にはあまり意識を向けません。いざ病気になってはじめて健康のありがたみを痛感することになるのです。

そもそも「健康」とはどういう状態をいうのか、ご存じでしょうか。

薬を服用しておらず、快食・快眠・快便……この4つの条件を満たしているのが健康です。さらに風邪すらひいたことがないような状態を、「無限健康」といいます。

一方で、発病するまでには至らないものの健康ともいえない状態を、東洋医学では「未病」といいます。

本書で述べてきた、ねこ背の人の多くは、この「未病」の状態にあります。自分では健康だと思っていても、体のほうは悲鳴をあげていることも珍しくありません。

病気になれば、肉体的にはもちろんのこと、精神的にも経済的にも大きな苦痛や負担を強いられますから、わたしは日ごろから、予防に目を向けることをおすすめしているのです。

本書でご紹介したねこ背の治し方や、日常生活での留意点——歩きやすい靴で歩く、自転車を活用する、電車では立ってつり革を持つなど——は、いずれも家庭や職場、通勤などの移動時に、簡単にできるものばかりです。

これらを継続して実践すれば、いちばんの未病対策になります。

ねこ背を治すことによって、読者のみなさまが未病の状態から健康な状態に立ち戻られ、心身ともに背筋の伸びた生き方をされるようになる……それこそがわたしにとって、なによりもうれしいことです。

弊院のスタッフたちとともに日々患者さんたちに接する経験のなかから学んできたこ

とが、読者のみなさまに幸せをもたらす一助になれば、と願っています。
どうかお元気に！

なお、本書の執筆にあたっては、多数の方々から貴重なアドバイスや協力を賜りました。ここにお名前を記して謝意を表させていただきます。

医療法人眞愛会理事長の伊東信久先生。医師としての識見から総合的なアドバイスをいただきました。

社団法人日本健美痩総合メディカル鍼灸協会代表理事の須賀清子先生。ツボのことなどご教示いただきました。

巣鴨総合治療院・整骨院グループ総院長の沢田大作先生。有益な情報を提供いただきました。

編集者の松本正行さん。多くの提案をいただきました。

編集者で株式会社ＨＲＳ総合研究所代表取締役の中山秀樹さん。構成に協力いただきました。

そして執筆をあたたかく見守り的確なアドバイスをくださった、すばる舎の編集および営業のみなさま。こころよりお礼申し上げます。

いわふね岡田鍼灸整骨院の小宮山高弘院長はじめ弊院スタッフには、内容の検証を含め多大な協力を得ました。

双子の兄で東京外国語大学大学院の教授を務める岡田昭人のアドバイスは、大きな支えになりました。

長女の理佐、次女の晏奈。これからもずっと、上を向いて歩いてほしいと思いながら書きました。

妻の真智子には、励ましと貴重なヒントをたえず提供してくれただけでなく、わたしがつい足を組むなど姿勢を崩しがちになるたびに、いつもそっとたしなめてくれることも含めて、あらためて感謝のことばを贈ります。ありがとう！

岡田和人

〈著者紹介〉

岡田和人（おかだ・かずと）

柔道整復師。

有限会社太洋メディカル代表取締役、岡田鍼灸整骨院グループ総院長。

1967年、大阪府生まれ。柔道整復師の資格を取得し鍼灸整骨院を開業。

現在、大阪府下に7院を展開、美容鍼灸・ダイエット施術を取り入れた全身のトータルケアや、介護予防体操の啓発も行なっている。

関西エリアで人気のテレビ番組『ちちんぷいぷい』『おはよう朝日です』をはじめテレビ、ラジオ、雑誌で、身体ケアについての解説経験も豊富。

ＮＰＯすこやか地域支援協会理事。ケアマネージャー、産業トレーナーとしても活動。登録販売者（薬事法で定められた医薬品販売の専門職）の育成にも取り組んでいる。日本痩身医学協会会員。医療器を使ったＥＭＳダイエットの先駆者でもある。

おかだ鍼灸整骨院：http://www.eokada.com/

疲れと痛みに効く！

ねこ背がラクラク治る本

2017年3月25日　第1刷発行
2017年4月17日　第2刷発行

著　者――岡田和人
発行者――徳留慶太郎
発行所――株式会社すばる舎
東京都豊島区東池袋3-9-7 東池袋織本ビル　〒170-0013
TEL　03-3981-8651（代表）　03-3981-0767（営業部）
振替　00140-7-116563
http://www.subarusya.jp/
印　刷――図書印刷株式会社

落丁・乱丁本はお取り替えいたします

ISBN978-4-7991-0598-6